Dr. Annette Jasper

Gesundheit beginnt im Mund

Für Sören

Bibliografische Information der Deutschen Nationalbibliothek
Die Deutsche Nationalbibliothek verzeichnet diese Publikation in der Deutschen Nationalbibliografie. Detaillierte bibliografische Daten sind im Internet über http://d-nb.de abrufbar.

Für Fragen und Anregungen
info@rivaverlag.de

Wichtiger Hinweis
Dieses Buch ist für Lernzwecke gedacht. Es stellt keinen Ersatz für eine individuelle medizinische Beratung dar und sollte auch nicht als solcher benutzt werden. Wenn Sie medizinischen Rat einholen wollen, konsultieren Sie bitte einen qualifizierten Arzt. Der Verlag und die Autorin haften für keine nachteiligen Auswirkungen, die in einem direkten oder indirekten Zusammenhang mit den Informationen stehen, die in diesem Buch enthalten sind.

Originalausgabe
1. Auflage 2020

Nymphenburger Straße 86
D-80636 München
Tel.: 089 651285-0
Fax: 089 652096

Redaktion: Stephanie Kaiser-Dauer
Umschlaggestaltung: Karina Braun
Umschlagabbildung: © Studioline Photography, München/Riem, Shutterstock/Katika
Fotos: S. 12: © Studioline Photography, München/Riem, S.40: istock/seb_ra, S. 52: Shutterstock/ yonibunga, Rezeptfotos: © Stephanie Just
Zeichnungen: Dr. Annette Jasper
Illustrationen: Manuela Amode, Karina Braun
Satz: Daniel Förster, Belgern
Druck: Florjancic Tisk d.o.o., Slowenien
Printed in the EU

ISBN Print 978-3-7423-1475-8
ISBN E-Book (PDF) 978-3-7453-1146-4
ISBN E-Book (EPUB, Mobi) 978-3-7453-1147-1

Weitere Informationen zum Verlag finden Sie unter

www.rivaverlag.de

Beachten Sie auch unsere weiteren Verlage unter www.m-vg.de

Dr. Annette Jasper

Gesundheit beginnt im Mund

Wie Sie Ihre Mundflora stärken, Parodontose bekämpfen und Krankheiten vorbeugen

riva

Inhalt

Geleitwort

Niemand geht gerne zum Zahnarzt. Und doch zählen gesunde Zähne zu den wichtigsten Dingen, die das Wohlbefinden und die Erscheinung des Menschen prägen. Dass die ganzheitliche Zahnmedizin weit über Spritzen, Bohren und Implantate hinausgeht und die Zusammenhänge von Körper, Geist, Seele und Zahngesundheit zu verstehen weiß, erläutert dieses Buch auf ganz wunderbare Weise.

Im Mittelpunkt steht dabei der Mensch aus Sicht des Ayurveda, der traditionellen Medizin Indiens. Diese betrachtet jeden als einzigartiges Individuum und verfolgt das Ziel, mithilfe einer auf den Konstitutionstyp abgestimmten Ernährungs- und Lebensweise die Gesundheit zu stärken und im Krankheitsfalle mit natürlichen Heilverfahren zu behandeln.

Aus ihrem langjährigen Erfahrungsschatz als Zahnärztin schöpfend schafft Dr. Annette Jasper eine einzigartige Verbindung von Ayurveda, Zahnmedizin und Erkenntnissen der modernen Wissenschaft. Mit anschaulichen Erklärungsmodellen und Praxisbeispielen zeigt sie dem Leser auf, welch großen Einfluss die tägliche Ernährung auf Körper, Geist, Seele und Zähne ausübt und wie das eigene Verhalten auf typgerechte Weise optimiert werden kann.

Auch im Ayurveda nimmt die Ernährungslehre einen großen Stellenwert ein, um Krankheiten zu vermeiden oder zu heilen. Dabei entscheiden nicht nur die Auswahl der Speisen, sondern auch Zubereitungsformen, Kombination, Menge, saisonale und emotionale Faktoren über die Wirkung der Nahrung. Je besser ein Mensch seinen individuellen Konstitutionstyp kennt, umso wirkungsvoller kann er das eigene Ernährungsverhalten als Therapie nutzen.

Als praktische Hilfe zur Selbsthilfe bietet dieses Buch einen alltagstauglichen Leitfaden mit Fragebögen zur Selbstanalyse, Rezepten und Kurprogramm für zu Hause. All das macht Lust auf ein Leben in Gesundheit und Glück und ein strahlendes Lächeln mit Ayurveda.

Viel Freude beim Lesen und Ausprobieren wünscht

Kerstin Rosenberg
Ayurveda-Autorin, Direktorin der Europäischen Akademie für Ayurveda

Einleitung

Seit einem Vierteljahrhundert arbeite ich nun schon als ganzheitliche Zahnärztin. Jeden Tag bin ich mit dem Zusammenhang zwischen Zähnen und Körper konfrontiert, schaue und höre genau hin. Was ist wirklich krank? Ist es wirklich der Körper? Oder ist es die Seele oder der unruhige Geist? Ich untersuche, forsche und suche nach Ursachen und Wirkungen.

Was ist Symptom und was ist Ursache? Das ist nicht immer einfach zu durchschauen. Die Sprache des Körpers zu verstehen braucht Erfahrung, Ruhe und ein offenes Herz.

Ich behandle die Folgen von Funktionsstörungen, stelle schiefe Bisse wieder gerade ein, behandle Kopfschmerzen, Rückenbeschwerden, Nackenverspannungen, Ohrgeräusche, Tinnitus und Schwindel. In diesem Zusammenhang arbeite ich in einem Netzwerk mit Physiotherapeuten, Osteopathen und Orthopäden zusammen. Funktionsstörungen, gerne auch craniomandibuläre Dysfunktion oder kurz CMD genannt, und ihre Folgen sind sehr weit verbreitet und nehmen sogar noch rasant zu. Der immerwährende Stresspegel hat sich in unserer Gesellschaft gut etabliert. Kaum jemand nimmt sich Zeit für eine Mußestunde, einen Spaziergang, Entspannung oder einfach das Nichtstun. Wir haben es uns sehr gut antrainiert zu funktionieren – bis in den Schmerz hinein und häufig weit darüber hinaus. Wir haben es verlernt, auf unseren Körper zu hören, seine Signale richtig zu deuten und seine Sprache zu verstehen. Druck aushalten und das Unter- sowie auch Herunterdrücken von Gefühlen haben wir hingegen gut gelernt.

Ein anderer Aspekt aus der Praxis nimmt jedoch ebenfalls zu: die Zahnfleischprobleme. Fast jeder hat oder hatte schon einmal akute oder chronische Zahnfleischprobleme. Damit meine ich Zahnfleischentzündungen, Zahnfleischirritationen, Zahnfleischerkrankungen, Rückgang und auch Schmerzen des Zahnfleischs. Und: 80 Prozent der Deutschen leiden an einer sogenannten Parodontitis.

Bei der Parodontitis handelt es sich um eine Erkrankung des Zahnhalteapparates. Das bedeutet, dass sowohl Zahnfleisch als auch Kieferknochen betroffen sind. Am Ende dieser Erkrankung steht der Zahnverlust, denn:

Wo kein Knochen, da kein Halt für den Zahn. Während die Karieserkrankung rückläufig ist, ist die Parodontitis ansteigend. Dabei ist diese chronische Entzündung des Zahnhalteapparates sehr gefährlich. Schließlich gelangen die Bakterien durch die Zahnfleischtasche über die Blutgefäße überallhin im Körper. Diese Keime lagern sich in Blutgefäßen, den Herzklappen, Gelenken und Organen ab. Sie sind mitbeteiligt an etlichen Symptomen und Erkrankungen. Beispielhaft möchte ich nur einige nennen: Muskel- und Gelenkschmerzen, Müdigkeit, Mattigkeit, Infektanfälligkeit, Bluthochdruck, Insuffizienz der Herzklappen, Frühgeburten und viele weitere bis hin zur Demenz und zum Herzinfarkt. Es heißt, dass eine chronische Parodontitis das Krebsrisiko um 25 Prozent erhöht. Allein das Brustkrebsrisiko soll um 14 Prozent höher sein. Demnach ist es von immenser Wichtigkeit, diese Erkrankung ernst zu nehmen und zu therapieren.

Doch warum bekommen wir die Parodontitis nicht in den Griff? Obwohl die Medikamente, die Spüllösungen, die Techniken und Verfahren in der Zahnarztpraxis immer besser und ausgefeilter werden, bleiben die Parodontitiden auf einem konstant hohen Stand. Selbst die Weltgesundheitsorganisation (WHO) gab vor Jahren eine Erklärung heraus, in der es sinngemäß hieß: »Nach Erkenntnissen der WHO ist eine parodontale Wiedererkrankung nach schulmedizinisch-systematischer Therapie innerhalb von durchschnittlich vier Jahren sehr wahrscheinlich und langfristig nicht zu verhindern.«

In den Zahnarztpraxen werden die Parodontitiden fleißig bearbeitet – jedoch ohne langfristigen Erfolg. Unser Gesundheitssystem ist da ganz praktisch aufgebaut: Der gesetzlich versicherte Patient bekommt alle zwei Jahre eine Zahnfleischbehandlung bezahlt. Auf diese Weise macht es fast den Anschein, da könne man nichts tun, das ist eben so mit dem Zahnfleisch. Die Zahnärztinnen und -ärzte säubern die Zahnfleischtaschen, die Dentalhygienikerinnen säubern die Zahnzwischenräume und der Patient muss eben auch gut putzen. Da ist auch was dran. Nur ist es eben nicht die ganze Wahrheit.

Alle sind fleißig dabei, die vermeintlich »bösen« Bakterien zu beseitigen, aber die Erkrankung hält sich hartnäckig. Ja, in Wirklichkeit bleibt sie. Sie ist vielleicht getarnt und der Betroffene glaubt sich in Sicherheit – aber dann, wenn ein Infekt kommt, eine stressige Lebensphase, sind sie wieder da: die Bakterien und die Zahnfleischblutung. Denn sie sind nie weg gewesen und haben nur darauf gewartet, bis das

Immunsystem schwächelt und sich mit anderen Dingen beschäftigt als mit der Abwehr der Zahnfleischentzündung.

Seit Jahrzehnten beschäftige ich mich mit der Therapie dieser Erkrankung, die weit mehr als den Mundraum betrifft, nämlich den gesamten Organismus. Und hier liegt auch schon der Schlüssel: Wenn eine Erkrankung den gesamten Organismus, unser ganzes System betrifft, dann reicht es eben nicht aus, dass wir Zahnärzte immer nur die Zahnfleischtaschen säubern. Es reicht auch nicht aus, dem Patienten einfach ein Antibiotikum zu verabreichen. Das ist ungefähr so, als wenn wir bei einer Pflanze, deren Wurzeln zu wenig Nährstoffe erhalten, immer nur das eine kranke Blatt entfernen, welches uns auffällt. Wir können das ganz lange tun, bis die Pflanze keine Blätter mehr hat. Spätestens dann fällt uns auf, dass das Problem nicht im Blatt lag, sondern in der Wurzel oder im Boden, der keine Nährstoffe hatte.

So ähnlich wie bei der Pflanze mit dem Boden ist es mit der Parodontitis. In Wirklichkeit ist die Mundflora gestört. Ein Antibiotikum, welches gerne von den Medizinern als das Allheilmittel verabreicht wird, stört diese noch mehr.

Unsere Sprache ist sehr genau. Wir müssen nur hinschauen und hinhören. Es heißt: Anti-bio-tikum. Es handelt sich demnach um ein Mittel gegen das Biom. Bei einer Behandlung, die das gesamte System betrifft, muss auch das gesamte System wieder aufgebaut werden.

Doch was ist das »System«? Der menschliche Körper besteht aus über 100 Billionen Mikroorganismen. Die meisten von ihnen befinden sich im Darm, auf der Haut und der Mundschleimhaut. Wollen wir also die Mundschleimhaut therapieren, tun wir gut daran, das Mikrobiom als Ganzes zu betrachten und wieder ins Gleichgewicht zu bringen. »Mikrobiom«, so heißt die Gesamtheit der Mikroorganismen, die in und auf uns leben. Erst nachdem wir in der Praxis angefangen haben, zusätzlich zur herkömmlichen Zahnfleischtherapie auch das Mikrobiom zu behandeln, haben wir wirklichen dauerhaften Erfolg.

Die Beschäftigung mit dem »Ganzen« und dem Mikrobiom führte mich zur Ayurveda-Medizin und den Forschungen über das Mikrobiom. Beide sind unfassbar spannende Bereiche. Während der Ayurveda 5000 Jahre alt ist, befindet sich die Forschung zu unserem Mikrobiom noch in den Kinderschuhen. Doch bereits das wenige Wissen darüber bereichert die Therapie schon ungemein.

Bei Krankheiten haben wir es also immer mit Ungleichgewichten zu tun. Hinter jeder chronischen Erkrankung steht immer eine Veränderung im Mikrobiom. Bei einer Parodontitis handelt es sich um ein Ungleichgewicht der Mundflora. Ob sich eine Parodontitis entwickelt, hängt von unserer Immunantwort ab. Wir wissen heute: Nicht die Bakterien sind ausschlaggebend, sondern die Immunantwort – und diese ist sehr mangelhaft, wenn wir im Mangel leben. Damit meine ich den Mangel an Mikronährstoffen und an Regeneration.

Doch nun stellt sich die wichtige Frage: Wie bringen wir unser Mikrobiom ins Gleichgewicht? Die Beschäftigung mit dieser Frage und die Suche nach der Antwort eröffnete mir eine ganz neue, unfassbar große Welt. Beim Mikrobiom handelt es sich um ein ganzes Universum in uns. Es beeinflusst unser Leben. Selbst Depressionen, Demenz und Krebs können letztlich Folgen eines gestörten Mikrobioms sein. Grund genug, sich endlich mit diesem Universum in uns zu beschäftigen.

Dieses Buch möchte Ihnen die Zusammenhänge zwischen dem Mikrobiom und Ihrer Gesundheit darstellen. Es möchte Ihnen zeigen, wie viel Sie tatsächlich selbst bewirken können und wie leicht es oftmals ist, seine jahrelangen Beschwerden zu beseitigen. Als ganzheitliche – holistische – Zahnärztin stelle ich immer wieder den Bezug zum Mundraum her, denn damit kenne ich mich am besten aus. Schließlich gilt: Gesundheit beginnt im Mund, und Gesundheit ohne Zahngesundheit gibt es nicht. Die Parodontitis ist meist Ausdruck eines Ungleichgewichts auf einer ganz anderen Ebene. Es hatte schon einen Grund, dass vor vielen Jahrhunderten die Sklavenhändler den Sklaven in den Mund schauten, um festzustellen, ob diese gesund waren. Sie haben nicht den Blutdruck gemessen, nein, sie schauten in den Mund. Denn entweder ist der gesamte Mensch gesund oder eben nicht, und dies lässt sich sehr gut am Zustand der Zähne, des Zahnfleisches und der Zunge ablesen.

Als Ayurvedamedizinerin bediene ich mich immer wieder der wertvollen Empfehlungen des Ayurveda. Diese werden Ihnen eine wertvolle Hilfe sein, Gesundheit in Ihren Körper einziehen zu lassen. In der Ayurvedamedizin wird der Mensch als Einheit von Körper, Geist und Seele betrachtet und auch so therapiert. Dabei steht die Gesundheit im Vordergrund. Die ayurvedische Küche hat mein Leben verändert. Sie hat mich geheilt – nicht nur körperlich, sondern auch geistig-seelisch. Unsere Nahrung kann die wertvollste Medizin, aber umgekehrt auch das schlimmste Gift für uns sein. Das Fatale dabei ist, dass sich dieser Prozess ganz langsam und schleichend vollzieht. Ich möchte Ihnen zeigen, wie Sie es schaffen, Ihre Ernährung so zu gestalten, dass sie Ihnen eine wertvolle Hilfe ist und als Lebens-Mittel ihrem Leben wahrlich dient. Lassen Sie die Nahrung Ihre Medizin sein. Sie werden erleben, dass die Parodontitis dann »von ganz allein« verschwindet.

Da es bei unserer Ernährung nicht nur auf das ankommt, was wir uns auf den Teller legen, sondern auch auf das, was wir in unseren Kopf hineinlassen, wird auch dieses Thema seinen Platz in diesem Buch finden. Ich zeige Ihnen Maßnahmen, die Sie selbst durchführen können, um zu entschlacken, sowie auch Maßnahmen zum Wiederaufbau – beides sowohl auf körperlicher als auch auf mentaler Ebene. Meine leckersten ayurvedischen Rezepte sind natürlich inbegriffen.

Lassen Sie sich inspirieren. Das Buch hat das Potenzial, Ihr Leben zu verbessern.

Ihre Dr. Annette Jasper

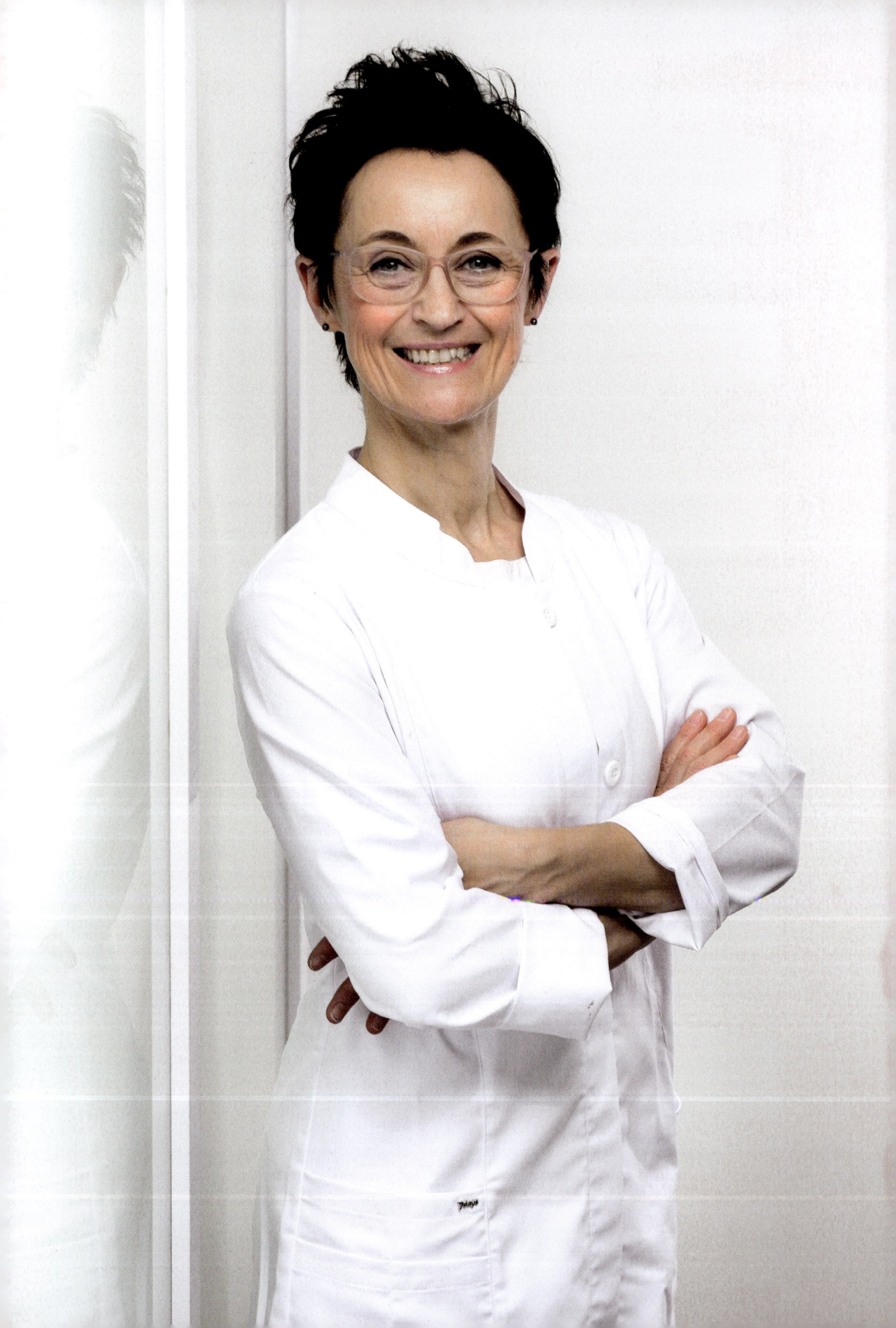

KAPITEL 1

Die Mundflora und ihre Bedeutung für unseren Körper

Gesunde Zähne als Zeichen von Vitalität und Stärke

Was ist eigentlich Gesundheit? Gesundheit ist nicht nur die Abwesenheit von Krankheit, sondern weitaus mehr. Sie ist das stabile funktionierende Gleichgewicht aller körperlichen Regelkreise, das Funktionieren aller Organsysteme und der Regenerationsprozesse plus die Stabilität des Geistes und der Seele. Wenn wir gesund sind im ganzheitlichen Sinn, sind wir im Hier und Jetzt bewusst, zufrieden und glücklich.

Möglicherweise denken Sie jetzt: »Dann ist so gut wie keiner von uns wirklich gesund.« Doch dann unterschätzen Sie die Macht des Geistes. In jedem von uns stecken immense Kräfte zur Regeneration. Wir müssen sie nur anzapfen. Wie? Das erfahren Sie in diesem Buch.

Der Mensch ist eine Einheit. Alles ist mit allem in Verbindung.

Die Zähne haben einen großen Einfluss auf die Körpergesundheit, sie sind ein Teil von ihr. Gesundheit ohne Zahngesundheit kann es nicht geben. An den folgenden Beispielen möchte ich Ihnen die Zusammenhänge zwischen den Zähnen und dem Rest des Körpers deutlich machen.

Fallbeispiele

Beispiel 1

Als Frau H. (42 Jahre alt) zum ersten Mal meine Sprechstunde aufsucht, kommt sie, weil sie unter Migräne leidet. Sie macht einen leicht nervösen und gestressten Eindruck. Ich sehe, dass sie Hautprobleme hat, die sie gar nicht erwähnt, weil sie mittlerweile ganz selbstverständlich sind. Auf mein Nachfragen erfahre ich, dass sie ebenso Verdauungsprobleme hat. Blähungen und Völlegefühl nach dem Essen gehören zu ihrem Tag.

Die Untersuchung ihrer Zähne und des gesamten Kausystems ergeben eine massive chronische fortgeschrittene Parodontitis und eine craniomandibuläre Dysfunktion.

WAS SIND DIE SYMPTOME?

- Das Zahnfleisch ist gerötet, geschwollen. Es blutet beim Sondieren.
- Der Kieferknochen ist bereits zurückgegangen. Dies ist deutlich anhand der freiliegenden Zahnhälse und der tiefen Taschen, die ich sondiere. Während die normalen Werte zwischen 2 und 3 mm liegen, messe ich bei ihr 4–6 mm Knochenabbau. Dies ist viel.
- Beim Abtasten tun die Kaumuskeln weh.
- Die Kiefergelenke machen Geräusche.
- Der Mund macht bei der Öffnungsbewegung einen Schlenker nach rechts.
- Die Zähne weisen Risse, Sprünge und diverse Abriebspuren auf.

WAS BEDEUTET DAS?

Ein derartiger Knochenabbau in diesem Alter weist auf ein massiv gestörtes Mikrobiom hin. Dieser Verdacht wird noch bestärkt durch die Haut- und Verdauungsprobleme.

In diesem Fall reicht es nicht, nur die Zähne und die Zahnfleischtaschen zu reinigen. Es ist auch wichtig, das Mikrobiom wieder aufzubauen. Dann werden die Symptome am Zahnfleisch, an der Haut und im Darm verschwinden. Sie alle hängen zusammen. Diese Symptome sind die Sprache unseres Körpers, der uns auf ein gestörtes Immunsystem aufmerksam macht.

Die Symptome an den Zähnen (Risse, Sprünge, Abriebspuren), den Kiefergelenken (Knacken beim Öffnen) und der Kaumuskulatur (schmerzhafte Verspannungen) weisen auf eine Funktionsstörung hin. Frau H. presst und knirscht mit ihren Zähnen. Auf diese Weise verarbeitet sie das Erlebte des Tages in der Nacht und baut Stress ab. Es ist ihr nicht bewusst. Es ist ihr bisher auch nie aufgefallen, dass sie häufig am Morgen bereits Kopfschmerzen hat, die sich dann im Laufe des Tages zur Migräne hochschaukeln.

Es ist wichtig, dass Frau H. zusätzlich zur Funktionstherapie in der Praxis in ihren Alltag Entspannungspausen einbaut. Der Stress ist in ihrem Fall die eigentliche Ursache für das Pressen und Knirschen mit den Zähnen. Daraus folgen diverse Muskelverspannungen, Zahnabrieb, ungleichmäßige Abnutzung der Kiefergelenke, verbunden mit Gelenkgeräuschen. Da die Kauebene die Kopfhaltung bestimmt, diese wiederum die Haltung der Halswirbelsäule und diese einen Einfluss auf die Haltung der gesamten Wirbelsäule bis hin zur Hüfte hat, kann sich aus einem solchen nächtlichen Zähneknirschen eine fundierte Störung im Bewegungsapparat entwickeln. Dies ist im Fall von Frau H. geschehen.

FOLGENDE THERAPIEN HABE ICH DURCHGEFÜHRT BZW. VERANLASST:

- Professionelle Zahnreinigung
- Parodontitisbehandlung
- Aufbau des Mikrobioms nach Analyse der Mund- und Darmflora
- Funktionstherapie mit Positionierungsschiene und Physiotherapie
- Entspannungstechniken und Meditation

Beispiel 2

Als Herr B. (54 Jahre alt) in meine Praxis kommt, leidet er bereits seit neun Monaten an einer steifen Schulter. Herr B. ist verzweifelt, da er ein passionierter Golfer ist und seinem Sport nun nicht mehr nachgehen kann. Ein Osteopath hatte schon früher seine Zähne in Verdacht und schickte ihn daher bereits zu Beginn seiner langen Krankheitsphase zu einem Zahnarzt. Auf den ersten Blick schien mit seinen Zähnen alles in Ordnung zu sein. Er hatte drei wurzelbehandelte Zähne, die auf der Panoramaröntgenaufnahme ordentlich aussahen, einige Kronen und Füllungen. Im Großen und Ganzen nichts Außergewöhnliches.

In einem solchen Fall mache ich eine 3-D-Röntgenaufnahme. Auf dieser kann man tatsächlich weitaus mehr sehen als auf einer gewöhnlichen 2-D-Röntgenaufnahme. Und tatsächlich waren zwei der drei wurzelgefüllten Zähne beherdet. Das bedeutet: Von diesen Zähnen gehen permanent Entzündungszellen und auch Gifte in den Körper aus. Diese wandern mit dem Blutkreislauf überallhin und setzen sich besonders gerne in Gelenken fest. Sie sorgen für Gelenkschmerzen und ein reduziertes Immunsystem. Der Körper kann dies eine ganze Zeitl ang kompensieren. Da so ein Zahnherd in der Regel am Zahn keinerlei Beschwerden verursacht, bleibt er häufig längere Zeit unentdeckt. Der Betroffene sieht meist keinen Zusammenhang zwischen dem Zahn und dem schmerzenden Gelenk. Häufig wird auch damit argumentiert, dass die Wurzelbehandlung ja bereits Jahre her sei. Wie gesagt: Der Körper kompensiert und nimmt vieles auf sich, bis das Maß irgendwann doch voll ist.

FOLGENDE THERAPIE HABE ICH DURCHGEFÜHRT:

In diesem Fall habe ich die beherdeten Zähne entfernt. Sie waren aufgrund der Herde und der Nähe zu benachbarten Strukturen, die es zu schützen galt, nicht mehr erhaltungswürdig. Herrn B. ging es bereits nach drei Wochen erheblich besser. Nach fünf Wochen konnte er wieder Golf spielen.

Zusätzlich habe ich noch eine Funktionsstörung im Kiefer festgestellt und Herrn B. mit einer Nachtschiene und Physiotherapie versorgt. Auf diese Weise kam seine gesamte Statik wieder ins Gleichgewicht und er erhielt seine alte Vitalität zurück.

Lebensraum Mund

Der Lebensraum Mund ist im wahrsten Sinne des Wortes ein Raum, in dem Leben herrscht. Er ist wie ein Biotop, in dem alles miteinander in Verbindung steht und voneinander abhängt. Wir sprechen auch von der Mundflora. Wie bei der Flora in unserer Natur herrscht bei der Mundflora eine Artenvielfalt, und dies ist für unsere Gesundheit auch sehr wichtig. Im Folgenden möchte ich Ihnen Ihre Mundflora vorstellen, damit Sie sich um diese bestmöglich kümmern können. Erst wenn wir wissen, was normal und gesund ist, können wir Krankheiten erkennen und auch wieder beseitigen – und zwar mit den richtigen Mitteln.

Wenn Ihre Pflanzen zu Hause kurz davor sind zu vertrocknen, werden Sie höchstwahrscheinlich nicht auf die Idee kommen, diese mit hochprozentigem Alkohol zu begießen. Sie werden ihnen Wasser und Zeit geben. Mit unserer Mundflora gehen wir jedoch nicht so behutsam um. Wir desinfizieren und vernichten. Wir schrubben und verletzen und wir kippen Gifte hinein. Ich bin überzeugt, dass Sie dies nicht deswegen so tun, weil Sie ausprobieren möchten, wie viel der Körper verträgt, sondern weil Sie es nicht besser wissen. Dies wird sich jetzt ändern. Nun lernen Sie einen wichtigen Teil Ihres Körpers kennen: Ihren Mundraum.

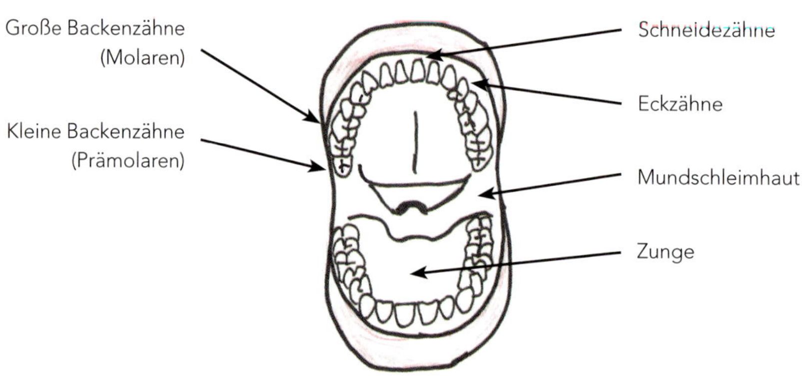

Der Mundraum und seine Bestandteile

ZÄHNE

Sie wissen, dass wir unterschiedliche Zahnformen haben. Jeder Zahn hat aus gutem Grund genau die Form, die er hat. Die Natur hat es auch ganz schlau gemacht, dass sie jeden Zahn (bis auf den Eckzahn) doppelt angelegt hat, und dies auch noch pro Seite. Wir haben zwei Schneidezähne, zwei kleine und drei große Backenzähne (die Prämolaren und die Molaren). Sollte Ihnen einmal ein Zahn verloren gehen, so sollten Sie noch genug Zähne haben, damit Sie Ihre Nahrung gut zerkleinern können. Die Funktion des verloren gegangenen Zahnes kann zum Teil ausgeglichen werden.

Dennoch rate ich Ihnen dazu, jeden verlorenen Zahn, der sich in einer geschlossenen Zahnreihe befindet, zu ersetzen – und zwar aus wichtigen funktionellen Gründen. Dies ist jedoch ein anderes Thema, welches ich hier nicht näher erläutern möchte. Sehr gerne lade ich Sie dazu ein, in meinem Buch *Verzahnt* darüber nachzulesen. Grundsätzlich jedoch können Sie sich auch mit nur einem kleinen Backenzahn oder nur einem großen Backenzahn gut ernähren.

Zahnformen

Schneidezähne (Inzisivi)
Mit ihnen beißen wir ab. Sie haben daher eine Schneidekante. Fehlt diese Kante oder sind die Zähne ungleichmäßig abgenutzt, sind wir nicht einmal mehr in der Lage, ein Salatblatt abzubeißen.

Eckzähne
Der Eckzahn hat eine sehr scharfe Schneidekante, mit der wir Nahrung abbeißen können. Er hat die längste Wurzel und kann somit viel Kraft aufbringen.

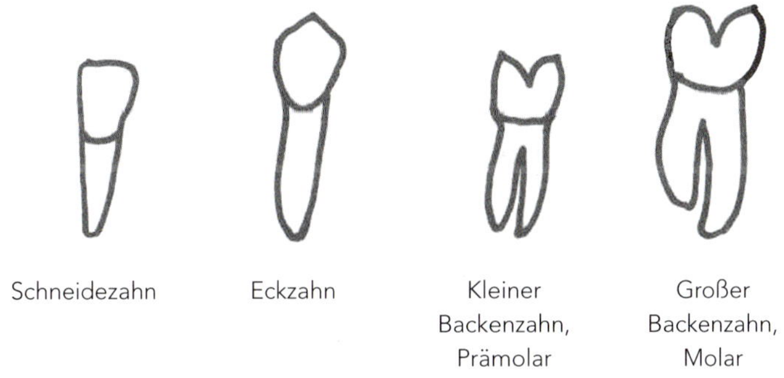

Die verschiedenen Zahnformen

Kleine Backenzähne (Prämolaren)
Diese Zähne nehmen eine Zwitterstellung zwischen den Schneidezähnen und den Backenzähnen ein. Sie sind häufig nicht so stabil und brechen bei zu großem Druck gerne.

Große Backenzähne (Molaren)
Mit ihnen kauen wir. Sie haben daher eine große Auflagefläche und vier Kauhöcker. Mit unseren Backenzähnen können wir eine Kraft von bis zu 400 Kilogramm aufbringen.

ZAHNHALTEAPPARAT

Ein Zahn ist nicht fest mit dem Knochen verankert. Er ist über Bindegewebsfasern in seinem Knochenfach aufgehängt. Aus diesem Grund weist er auch eine leichte Beweglichkeit aus. Diese ist wichtig, damit er den Kaudruck abpuffern kann. Im Gegensatz dazu sind Implantate direkt mit dem Knochen verwachsen. Sie weisen keinerlei Beweglichkeit auf. Daher sollten Kronen auf Implantaten immer ein ganz klein wenig niedriger gestaltet sein als ein natürlicher Zahn. Beim Kauprozess gibt nämlich der natürliche Zahn in seinem Knochenfach nach und erreicht dann das Niveau der Implantatkrone.

In seinem Knochenfach hat der Zahn neben den unterschiedlichen Bindegewebsfasern auch Blut- und Lymphgefäße, die ihn versorgen. Ein feines Nervengeflecht versorgt ihn mit Sensibilität und gibt dem Gehirn unentwegt Auskunft darüber, wo sich der Zahn, sprich der Kiefer, gerade befindet, welche Speisen dazwischen sind und mit welchem Kaudruck zugebissen werden soll.

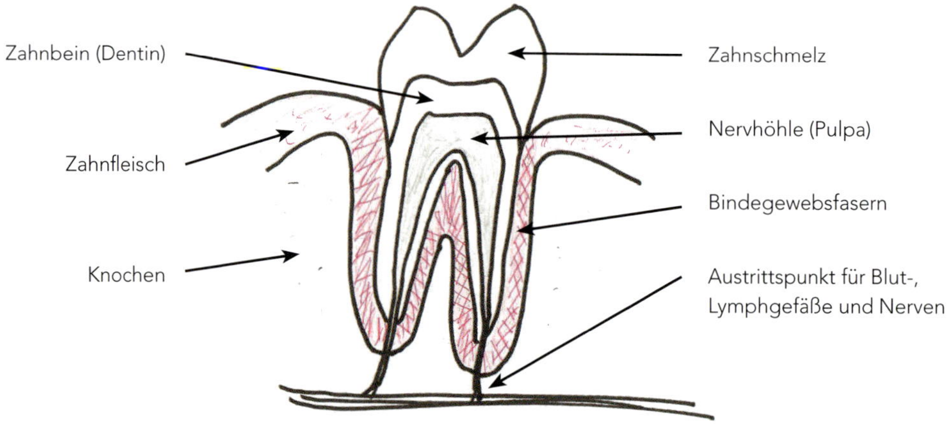

Zahn mit Zahnhalteapparat

! Eine Parodontitis ist eine Entzündung des Zahnhalteapparates. Es sind demnach genau diese Strukturen beteiligt: Zahnwurzel, Wurzelhaut, Bindegewebsfasern, Blut- und Lymphgefäße, Knochenfach und Nervengeflecht.

ZUNGE

Die Zunge hat immens viele Aufgaben. Zunächst einmal verteilt sie die Nahrung im Mund. Weiterhin hält sie die Zähne sauber und prüft diese als Tastorgan ständig auf ihre Unversehrtheit. Man könnte sagen, die Zunge ist die Mundpolizei. Sie inspiziert und weiß immer über alles Bescheid. Die Zunge betastet nicht nur den Mundinnenraum. Sie betastet auch unsere Außenwelt. Denken wir einmal an das Kleinkind, welches zunächst alles in den Mund stecken muss, um es kennenzulernen.

Wir kennen die Zunge als ein wichtiges Sinnesorgan. Wie lecken und küssen wir mit ihr. Zusätzlich ist sie natürlich unser Geschmacksorgan. Sie kann fünf Geschmacksrichtungen schmecken. Weiterhin brauchen wir sie, um Töne zu erzeugen. Darüber hinaus ist sie auch noch ein wichtiges Ausscheidungs- und Entgiftungsorgan.

Auf der Oberfläche in den Furchen und Papillen der Zunge können sich viele Mikroorganismen verstecken. Dies ist wichtig für uns, um die richtigen Mikroorganismen zu züchten. Auf der

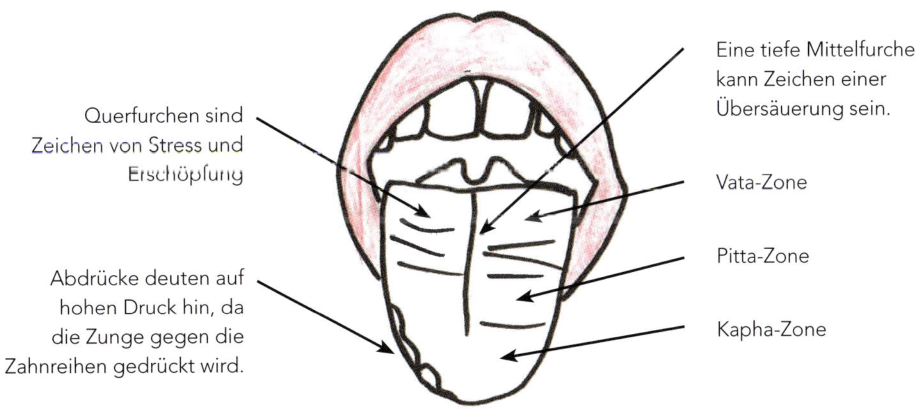

Die Zunge mit ihren verschiedenen Zonen

Oberfläche befinden sich außerdem Zonen, die energetisch-reflektorisch mit bestimmten Organen und Drüsen in Verbindung stehen. Dank dieser Zungen-Reflexzonen können ganzheitlich-therapeutische Maßnahmen über die Zunge eingeleitet werden.

Die Genialität der Zunge wird noch gesteigert durch ein Geflecht an Lymphbahnen am Zungenrücken. Dadurch stellt die Zunge den Vorposten des Lymphsystems dar. Vereinfacht könnte man sagen: Die Zunge beinhaltet eine Frühwarneinheit des Immunsystems.

MUNDSCHLEIMHAUT

Unser Mundraum ist mit einer äußerst intelligenten Schleimhaut ausgekleidet. Es handelt sich um ein mehrschichtiges Plattenepithel, welches sehr gut durchblutet ist. Weil es größtenteils unverhornt ist, kann es sehr gut resorbieren, was bedeutet, dass die Mundschleimhaut innerhalb weniger Sekunden Substanzen in den Körper befördern kann. Dies machen wir uns zunutze, wenn wir eine schnelle Wirkung von Medikamenten benötigen.

An vielen Stellen sind in der Mundschleimhaut noch zusätzliche kleine Speicheldrüsen eingebaut, die Speichel produzieren und dadurch für eine sehr gute Befeuchtung sorgen. Neben dieser Wirkung hat die Mundschleimhaut noch eine immunologische Wirkung. Auch sie produziert Abwehrzellen.

Weiterhin ist die Mundschleimhaut ein wichtiges Tastorgan. Sie ist mit tast-, schmerz- und temperaturempfindlichen Zellen ausgestattet.

Darüber hinaus kommen in ihr Stammzellen vor. Es handelt sich um sogenannte pluripotente Zellen, die unterschiedlich eingesetzt werden können, wenn das spezialisierte Gewebe Schaden genommen hat. Das Vorhandensein dieser Zellen eröffnet uns Medizinern ein breites Spektrum

> ! Über die Mundschleimhaut werden Stoffe nicht nur aufgenommen, es können auch Stoffe abgegeben werden. Besonders überflüssige Metalloxide oder Abbauprodukte von Medikamenten werden teilweise über die Mundschleimhaut ausgeschieden. Wenn dies geschieht, berichten die Betroffenen über einen »Metallgeschmack« im Mund.

an Behandlungsmöglichkeiten. So können Schäden nicht nur am Kieferknochen, sondern auch am Auge und an der Nase mit dieser Schleimhaut repariert werden.

SPEICHEL

Gleich mehrere Drüsen produzieren den Speichel. Das Blut dient ihnen dabei als Grundwerkstoff. Sie filtrieren das Blut und verfeinern das Sekret je nach Bedarf. Je nachdem, wie gut die Funktion der Speicheldrüsen und wie der Bedarf des Mundraumes ist, ist der Speichel eher flüssig oder viskös, also zähflüssig. Die gesamte Mundhöhle ist mit einem Speichelfilm ausgekleidet. Erst durch ihn sind Zunge und Zähne sowie Mundschleimhaut funktionstüchtig.

Für unsere Zähne ist der Speichel gleich aus mehreren Gründen lebensnotwendig: Er spült Essensreste von der Zahnoberfläche weg. Mit der Zunge gemeinsam räumt er den Mund auf. Außerdem mineralisieren die in ihm enthaltenen Mineralstoffe die Zähne. Auf diese Weise schützt der Speichel die Zahnoberfläche. Er versorgt den Zahn mit wichtigen Mineralien, die in den Zahnschmelz eingebaut werden können.

Unmittelbar nach dem Zähneputzen beginnen sich im Mund Speichelproteine auf der Zahnoberfläche abzusetzen. Innerhalb von 24 Stunden ist der Zahn vollständig von dieser Schicht (dem Pellikel) belegt. Diese Schicht besteht aus Glykoproteinen, Enzymen und Immunglobulinen. Es handelt sich dabei nicht um eine statische Schicht, sondern um eine Schicht, die sich in ständigem An- und Abbau befindet. Das Pellikel schützt den Zahn vor übermäßiger Abnutzung, aber auch vor Säuren und Chemikalien, die in den Mundraum kommen. Neben dieser mechanischen und chemischen Schutzfunktion steuert das Pellikel auch die Anhebung von Mikroorganismen. Die Speichelproteine im Pellikel haben vermehrt Rezeptoren für Bakterien, die für den Zahn und seinen Zahnhalteapparat unschädlich sind. Durch die Anhebung dieser Bakterien am Pellikel sind quasi die Plätze für die krank machenden, schädigenden Bakterien besetzt. So schützt der Speichel nicht nur die Zähne, sondern auch das Zahnfleisch.

Im Speichel befinden sich auch Bakterien mit antibakteriellen, antiviralen und teilweise auch fungiziden Eigenschaften. Diese kontrollieren das Bakterienwachstum und begünstigen die Wundheilung. Weiterhin besitzt der Speichel eine wichtige Pufferfunktion. Durch seinen Inhaltsstoff Harnstoff hemmt der Speichel den Säureangriff auf die Zähne.

> **!** Wir alle kennen die Situation, dass wir unbewusst sofort auf eine Wunde lecken. Im gleichen Augenblick wird es besser. Dies liegt an den im Speichel enthaltenen Opioiden.

Der Harnstoff dringt in den Zahnbelag ein und wird dort zu Ammoniak und Kohlendioxid abgebaut. Der basische Ammoniak ist dann in der Lage, die Säuren zu neutralisieren.

Auch bestimmte Proteine im Speichel unterstützen diesen Prozess. Ist jedoch der Stoffwechsel dieser Proteine durch bestimmte Nahrungsmittel oder Getränke oder Dauerstress gestört, kommt es auch im Mundraum zu einer Übersäuerung. In diesem Fall schafft es der Speichel nicht mehr, die überschüssigen Säuren rechtzeitig abzubauen. Sein Pufferschutz ist dann unzureichend. Dies hat zur Folge, dass die Zähne und der Zahnhalteapparat dem Säureangriff schutzlos ausgeliefert sind. Karies und Zahnfleischerkrankungen treten vermehrt auf.

Zähne und Speichel stehen ein Leben lang in regem Stoffaustausch. Doch auch die Mundschleimhaut profitiert von den Vorzügen des Speichels. Besondere Inhaltsstoffe, die die Wundheilung begünstigen, werden angeliefert, sobald im Gehirn das Signal für eine Wunde oder Entzündung ankommt. Neben allen diesen Wunderstoffen enthält unser Speichel auch Opioide. Diese Opioide regulieren die Schmerzempfindung bei einer Verletzung herunter.

Warum sind wohl Opioide im Speichel enthalten? Eine Vermutung ist: Verletzungen oder Entzündungen im Mundraum sollen zwar wahrgenommen werden, aber die Nahrungsaufnahme soll durch sie nicht behindert werden. Auf diese Weise ist sichergestellt, dass wir

> **!** Kieferknochenentzündungen werden zwar vom Gehirn wahrgenommen, jedoch auf andere Körperregionen übertragen. So kann es zu Schmerzen in ganz anderen Körperregionen kommen. Dies führen wir dann gar auf die Entzündung am Zahn zurück. Ist ein Zahn vereitert, spüren wir das meist nicht im Mund, dafür aber am Knie, an der Schulter oder im Nacken.

immer genügend Nahrung zu uns nehmen können.

Die Opioide haben jedoch auch zur Folge, dass wir Zahnfleischentzündungen gar nicht oder erst sehr spät wahrnehmen. Dieses Argument höre ich als Zahnärztin sehr häufig: »Wie kann es sein, dass es so schlimm ist, wenn mir doch nichts wehtut?« Das gleiche Phänomen tritt bei Entzündungen des Kieferknochens auf.

Was ist wohl der Grund für diese »Weiterleitung« des Schmerzes? Wissenschaftler vermuten, dass der Sinn dieser Weiterleitung darin besteht, den Körper etwas ruhigzustellen. Auf diese Weise werden Ressourcen geschont, damit entweder eine Verletzung besser ausheilen oder eine Entzündung keinen größeren Schaden anrichten kann.

Bei Leistungssportlern können wir diesen Prozess sehr viel deutlicher beobachten als bei den »Normalos«. Denn Leistungssportler beanspruchen ihren Körper weitaus mehr und der Stoffumsatz ist daher immer sehr intensiv. Aus diesem Grund heilen Entzündungen im Mund schlechter aus. Nur merkt der Sportler dies nicht. Stünden ihm seine Belohnungsstoffe in Form von Endorphinen und Cannabinoiden, die er während seiner übermäßigen Bewegung produziert, nicht zur Verfügung, würde er sich anders verhalten.

Vermindern die Speicheldrüsen ihre Produktion, wird der Mund trocken, die Zähne werden anfälliger für Karies und Parodontitis und der Geschmackssinn ist reduziert. Dies kann geschehen durch die Einnahme von Psychopharmaka und durch Bestrahlungen, ebenso durch Chemotherapie während einer Krebstherapie. Weil dann die Nahrung nicht mehr ausreichend eingespeichelt wird, hat dies Verdauungsprobleme zur Folge.

MUNDFLORA

Alle Strukturen in unserem Mundraum machen die Mundflora aus. Ich nenne diesen Begriff an dieser Stelle noch einmal, da er vielfach verwendet wird, ohne dass der Inhalt des Mundraumes damit gemeint ist. Mit dem Begriff »Flora« wird bereits ausgedrückt, dass wir es mit einer Vielfalt zu tun haben. In unserem Mundraum befindet sich eine bunte Artenvielfalt. Es sind über 500 verschiedene Bakterienarten vertreten, hinzu kommen Pilze und Mikroben. Insgesamt sind es über 20 Millionen Mikroorganismen. Die Mundflora ist Teil des gesamten Mikrobioms unseres Körpers, welches aus über 100 Billionen Mikroorganismen besteht.

! Mittlerweile gewinnt die Speichelanalyse immer mehr an Bedeutung. Änderungen der Qualität und Quantität der Substanzen spiegeln den Gesundheitszustand eines Menschen sehr gut wider. Oftmals ist dies aussagekräftiger als ein Blutbild. Die spezifischen Biomarker lassen Aussagen über orale Entzündungen, aber auch über systemische Erkrankungen zu.

Der Speichel schafft das Milieu, in dem sich die einzelnen Bakterien wohlfühlen und vermehren können. Wie das Mikrobiom ist auch die Mundflora individuell. Keine Mundflora gleicht einer anderen. Während die Darmflora sich relativ schnell ändert, bleibt die Mundflora in der Regel konstant, dafür sorgt der Speichel. Täglich werden ca. drei Gramm der Bakterien verschluckt und gelangen so in den Darm. Die Mund- und die Darmflora sind in ständigem Kontakt. Die Verdauung beginnt im Mund. Passend zur Speise wird der Speichel produziert. Mit dem Einspeicheln der Nahrung gelangen schon wichtige Verdauungsenzyme in den Speisebrei und bereiten diesen auf dem Weg zum Darm vor. Das wichtigste Enzym, welches wir bereits in der Schule kennenlernen, ist die Amylase. Sie spaltet Mehrfachzucker in Einfachzucker.

Das Mikrobiom

»Alle Krankheiten beginnen im Darm«, sagte schon Hippokrates. Es ist erstaunlich, dass das Wissen von Hippokrates so lange Zeit in Vergessenheit war. Der Darm fand bei uns lange nur wenig Beachtung. Erst in den letzten Jahren rückten der Darm und seine Funktionen mehr ins Rampenlicht – zu Recht.

Wie kam jedoch Hippokrates dazu, eine solche Behauptung aufzustellen, und was meinte er damit? Obwohl wir uns noch am Anfang der Erforschung des Darms befinden, wissen wir schon heute, wie komplex seine Funktionen sind. Ganz besondere Bedeutung wird der Darmflora, die meist als das Mikrobiom bezeichnet wird, und dem enterischen Nervensystem, welches gerne als das Bauchhirn bezeichnet wird, zugesprochen. Beides wird auch im Ayurveda genau beschrieben. Diese Funktionen des Darms sind im Grunde schon lange bekannt und wurden doch in den vergangenen Jahrzehnten so stark vernachlässigt. Wenn wir jedoch die Funktion und Bedeutung des Darms verstehen und beachten, können wir fast alles in uns selbst heilen. Beachten wir das Mikrobiom und unser Bauchhirn hingegen nicht, werden wir immer wieder und immer mehr von verschiedenen Erkrankungen befallen.

Auf den ersten Blick verstehen wir nicht, warum wir diese Erkrankungen nicht loswerden, da wir die Zusammenhänge nicht verstehen. Wenn wir jedoch erkennen, welche Zusammenhänge in unserem Körper bestehen, begreifen wir plötzlich, wie viel unseres Wohlbefindens und unserer Gesundheit in unserer Hand liegt. Dann begreifen wir, dass uns ein Arzt bei den meisten Dingen gar nicht helfen kann. Wir verstehen, dass unsere Zahnfleischbeschwerden, die Hautprobleme, unsere unausgeglichene Psyche und unser Völlegefühl zusammenhängen. An all diesem ist nämlich das Mikrobiom beteiligt. Ich freue mich, mit Ihnen dieses wertvolle Wissen, welches so bedeutsam für unsere Gesundheit ist, zu teilen.

WAS GENAU IST DAS MIKROBIOM?

Das Mikrobiom bezeichnet die Gesamtheit aller Mikroorganismen, die in und auf unserem Körper leben. Es handelt sich um Bakterien, Viren, Pilze, Protozoen, Würmer sowie die Gesamtheit aller Gene dieser Mikroorganismen. Wir sprechen da von einer schwindelerregenden Anzahl von 100 Billionen Mikroorganismen. Allein in einem Tropfen Dickdarmflüssigkeit leben über eine Milliarde Mikroorganismen.

Das Mikrobiom ist bei jedem Menschen so individuell wie ein Fingerabdruck – nur noch viel genauer. Das Mikrobiom enthält Informationen über das gesamte Leben seines Besitzers, beispielsweise über die Gesundheit der Eltern, darüber, wie und wo der Mensch geboren wurde, was er gegessen hat, wo er bislang gelebt hat, wie die Körperfunktionen, die Körperpflege waren, welchen Beruf er ausgeübt hat, welche Krankheiten er im Laufe seines Lebens bereits hatte, mit welchen Tieren er in Kontakt war, welchen Chemikalien, Toxinen, Medikamenten er ausgesetzt war und welche Emotionen er hatte. Sie sehen: Unser Mikrobiom sagt viel mehr über uns aus als unsere DNA.

Die überwältigende Mehrheit unserer Mikroben sind keine Keime, die Krankheiten verursachen. Ganz im Gegenteil: Es handelt sich um Keime, die ein unerlässlicher Teil unseres Ökosystems sind. Sie spielen beim Erhalt unserer Körperfunktionen und unserer Gesundheit eine entscheidende Rolle. Grund genug, um unser Mikrobiom zu schützen.

WAS SIND DIE AUFGABEN DES MIKROBIOMS?

Stellen Sie sich Ihren Körper wie eine Fabrik vor. Die Organe wie Lunge, Leber, Nieren sind Maschinen, die die Produktion in Gang halten. Die verschiedenen Maschinen haben verschiedene Funktionen: Sauerstoffaufnahme, Blutfilterung, Ausleitung von Toxinen (Giftstoffen), Hormonproduktion und viele andere komplizierte Prozesse, die uns am Leben halten. Viele dieser Prozesse sind automatisiert. Zum Glück, denn sonst müssten wir ständig an so viele Dinge denken. Wir müssten uns daran erinnern, zu atmen, auszuscheiden, zu entgiften und so weiter. Die meisten Prozesse bedürfen der ständigen Überwachung und Regulierung.

Nun stellt sich die Frage: Wer bedient eigentlich unsere Maschinen? Was passiert bei den komplexen Prozessen wie Verdauung, Wundheilung, Regeneration? Wer entscheidet, was resorbiert, was ausgeschieden wird? Wer entscheidet, welche Zelle als gut und welche als fremdartig und nicht erhaltungswürdig zu betrachten ist? Wer entscheidet, wann unsere Immunzellen loslaufen sollen, weil uns ein Infekt heimgesucht hat, den wir abwehren sollten?

Wir mit unserem Bewusstsein jedenfalls nicht. Das machen unsere Mikroben für uns! Wir *brauchen* unsere Mikroben, um zu leben. Wir brauchen sie, damit die Vorgänge in unserem Körper funktionieren können und unsere Maschinen bedient werden. Sie unterstützen nicht nur unsere Körperfunktionen. Sie produzieren die Substanzen, die wir selbst nicht produzieren können. Sie regulieren sogar unsere Gene. Sie tun dies, indem sie die Gene aktivieren, die wir benötigen, und diejenigen abbauen, die wir nicht benötigen. Als Gegenleistung erhalten die Mikroben in uns einen Ort, an dem sie leben können. Da wir die Heimat und das Haus für unsere Mikroben darstellen, sind sie an unserem Wohlergehen interessiert – zumindest die meisten.

Gute und schädliche Mikroben

Mikroben lassen sich in drei Gruppen unterteilen:

1. Kommunale Mikroorganismen, die friedlich mit uns zusammenleben

2. Symbiotische Organismen, die dafür sorgen, dass es uns gut geht und dass wir gesund bleiben
3. Krankheitserreger, die uns schaden

Das rege Treiben in Ihrem Körper können Sie sich sicherlich gut vorstellen. Je nach Sauerstoffgehalt, Feuchtigkeit und Durchblutung siedeln sich in unterschiedlichen Körperregionen unterschiedliche Mikroorganismen an. Arten, die keinen Sauerstoff benötigen (die Anaerobier), siedeln sich im Darm an. Wir finden sie jedoch auch in der tiefen Zahnfleischtasche im Mund. Auf unserer Haut und der oberflächlichen Schleimhaut im Mund finden wir die Aerobier, die Sauerstoff zum Leben benötigen.

Besonders wichtig: die Darmbakterien

Ohne Darmbakterien kann die Nahrung nicht vollständig aufgespalten und auch nicht verdaut werden. Wir sind dann nicht in der Lage, die Vitamine und Nährstoffe aufzunehmen. Unsere Nahrung kann noch so wertvoll und gesund sein – wenn wir die Nähr- und Vitalstoffe nicht aufnehmen können, nützt es uns nichts.

Weiterhin funktionieren unsere Abwehr und unser Immunsystem ohne eine gute Darmflora nicht. Jeder ist nur so gesund wie seine Darmbakterien.

Zusammengefasst haben die Darmbakterien folgende Aufgaben:

- Aufbereitung der Nahrung für die Verdauung und die Verdauung der Nahrung
- Produktion von Verdauungsenzymen
- Instandhaltung der Darmschleimhaut
- Unterstützung der Darmschleimhaut bei der Aufnahme vieler Nährstoffe
- Aufrechterhaltung des pH-Werts
- Erhaltung der Darmschleimhaut
- Verstoffwechselung von Medikamenten
- Modulation von Genen
- Synthetisierung (Entwicklung) von verschiedenen Vitaminen (Thiamin, Folsäure, Pyridoxin, Vitamin K)
- Neutralisierung krebserregender Bestandteile
- Verdrängung schädlicher Bakterien
- Abwehr von Krankheitserregern
- Training des Immunsystems
- Aufspaltung von Zucker in kurzzeitige Fettsäuren zur Energiegewinnung
- Synthese (Entwicklung) von Enzymen, Vitaminen und Hormonen, die wir nicht selbstständig herstellen können

! Ein gesundes Mikrobiom sorgt nicht nur für eine gute Verdauung und Aufnahme der Nährstoffe aus der Nahrung, es sorgt auch für unsere Hirntätigkeit und geistig-seelische Gesundheit. Viele Krankheiten – bei Verdauungsproblemen angefangen über Zahnfleischbluten bis hin zu Demenz und Krebs – haben ihren Ursprung in einem gestörten Mikrobiom.

Es ist mir wichtig klarzumachen, dass eine Störung des Mikrobioms komplexe Krankheiten verursachen kann. Zahnfleischbluten und Verdauungsprobleme können dabei erste Symptome sein. Denn: Gesundheit zeichnet sich aus durch das perfekte Zusammenspiel aller Regulationsprozesse im Körper. Zu jedem Prozess gibt es Regelkreise und Regulationsprozesse, die anspringen, wenn es zu einer Störung kommt. Erst wenn auch diese überlastet sind, kommt es zu Symptomen. Erkrankungen an den Zähnen und vor allem am Zahnfleisch können Symptome einer ganz anderen Störung sein. Ebenso können Erkrankungen, die an den Zähnen und am Zahnfleisch ihren Ursprung genommen haben, Symptomwirkungen an einer ganz anderen Stelle im Körper hervorrufen.

Wenn wir dies alles verstanden haben, sind wir daran interessiert, die guten Mikroorganismen in und an uns zu fördern. Jetzt müssen wir nur noch wissen, was diesen guttut und wodurch wir sie abtöten und somit unsere eigene Gesundheit negativ beeinträchtigen.

PRÄBIOTIKA: GESUNDE NAHRUNG FÜR DAS MIKROBIOM

Heute wissen wir: Hippokrates hatte recht. Viele, wenn nicht gar alle Krankheiten beginnen im Darm. Ganz besonders trifft dies auf moderne Zivilisationskrankheiten zu. Daher ist eine der erfolgreichsten und vor allem durchschlagendsten und am längsten anhaltenden Heilungsmethoden die Wiederherstellung eines guten Gleichgewichts der Darmbakterien und somit des Mikrobioms. Dies funktioniert nur, indem wir unsere Ernährung mikrobiomfreundlich gestalten und eine Lebensweise pflegen, die unserem Mikrobiom und somit unserem Leben zuträglich ist. Zum Glück gibt uns der Ayurveda viele wertvolle Informationen und Empfehlungen, nach denen wir uns orientieren können. Mehr dazu erfahren Sie im Kapitel »Ayurveda« ab Seite 53.

Besonders förderlich für das Mikrobiom sind präbiotische Nahrungsmittel. Das sind unverdauliche Nahrungsmittel, die unseren Bakterien als Nahrung dienen. Diese Nahrungsmittel bestehen häufig aus unverdaulichen Pflanzenfasern und enthalten Omega-3-Fettsäuren, die entzündungshemmende Eigenschaften haben. Wichtige Lebensmittel mit präbiotischen Eigenschaften sind:

- Zwiebeln
- Knoblauch
- Lauch
- Artischocken
- Bohnen
- Spargel
- Karotten
- Rettich
- Tomaten
- Bananen
- Gemahlene, naturbelassene Leinsamen
- Bittere Salatsorten wie Chicorée und Radicchio
- Sauerkraut
- Kimchi
- Kürbis
- Süßkartoffeln
- Hafer (glutenfreie Haferflocken)
- Hülsenfrüchte
- Wurzelgemüse
- Samen
- Olivenöl
- Kokosöl
- Obst

Probiotika, Präbiotika und Synbiotika

- **Probiotika:** Probiotika sind lebende Organismen, also Bakterien, die in Pillen-, Pulver- oder flüssiger Form eingenommen werden.
- **Präbiotika:** Präbiotika sind unverdauliche Nahrungsmittel, die das Wachstum der nützlichen Mikroorganismen im Darm fördern. Sie sind quasi die Nahrung für die Bakterien. Dazu zählen zum Beispiel Haferflocken, Bananen, Zwiebeln, Knoblauch, Lauch, Spargel und Artischocken.
- **Synbiotika:** Bei Synbiotika handelt es sich um eine Kombination aus Probiotika und Präbiotika. Das sind vor allem fermentierte Nahrungsmittel wie Pickles, Sauerkraut, Kimchi und Kefir. Synbiotika liefern nicht nur den Darmbakterien Nahrung, sondern bringen selbst große Mengen an neuen Bakterien zum Mikrobiom hinzu.

ANTIBIOTIKA: EIN ANGRIFF AUF DAS MIKROBIOM

Während wir mit Präbiotika unsere Darm- und damit unsere allgemeine Gesundheit fördern, bewirken wir mit Antibiotika genau das Gegenteil. Durch Antibiotika können wir sogar anfälliger für Infektionen werden, weil sie gegen unsere lebenswichtigen Mikroben arbeiten. Unser Mikrobiom wird reduziert.

Sehr junge Menschen, deren Mikrobiom sich noch in der Entwicklung befindet, und sehr alte Menschen, deren Mikrobiom bereits stark dezimiert ist, sind daher am anfälligsten für Schäden, die durch Antibiotika verursacht werden können. Dies gilt natürlich ebenso für Menschen, die im Laufe ihres Lebens bereits viele Antibiotika und andere Medikamente eingenommen haben. Durch die Gabe eines jeden Medikamentes sterben Mikroben ab. Eine ausreichende Menge an guten Bakterien ist demnach von entscheidender Bedeutung für unseren Schutz gegen akute und chronische Erkrankungen. Dies gilt selbstverständlich ebenso für die Zahnfleischerkrankung Parodontitis.

Es ist mir ganz wichtig, dass Sie dies verstehen. Im Mundraum wohnen Unmengen an Mikroorganismen. Es sind über 20 Millionen und über 500 verschiedenen Arten. Wir brauchen diese Artenvielfalt für unsere Gesundheit.

Fragen an den verschreibenden Arzt

In meiner Praxis setze ich sehr selten und nur im Notfall Antibiotika ein. Gerade bei der Therapie von chronischen Zahnfleischerkrankungen ist eine Antibiotikagabe meist nicht notwendig. Im Gegenteil: Sie ist kontraproduktiv! Um die krank machenden Bakterien in der tiefen Zahnfleischtasche zu eliminieren, ist es viel besser, mit Sauerstoff zu arbeiten. Denn diese anaeroben Bakterien mögen Sauerstoff nicht. Auf diese Weise bekommen wir sie sehr schnell ausgeleitet.

! Leidet ein Mensch an einer chronischen Zahnfleischerkrankung, ist es grundfalsch, den Mund ständig mit scharfen Mitteln zu desinfizieren. Durch dieses Vorgehen werden immer wieder wertvolle, gute Mikroben vernichtet. Diese könnten jedoch zu einer Regeneration beitragen.

Bevor Sie sich ein Antibiotikum verschreiben lassen, machen Sie Ihrem Arzt deutlich, dass Sie es nur einnehmen möchten, wenn es unumgänglich ist. Stellen Sie ihm daher folgende Fragen:

- Ist dieses Antibiotikum wirklich unbedingt notwendig?
- Was passiert, wenn ich es nicht einnehme?
- Ist die Gabe des Antibiotikums notwendig, um eine akute Infektion zu beseitigen, oder zur Vorbeugung?
- Welche Optionen gibt es noch?

Wenn eine Antibiotikatherapie unumgänglich ist

Selbstverständlich gibt es Situationen, bei denen wir auf ein Antibiotikum nicht verzichten können. Die Einnahme wird Ihr Mikrobiom nachhaltig verändern. Sie können jedoch einiges tun, um den »Schaden« so gering wie möglich zu halten. Unterstützen Sie Ihre Mikroben während der Antibiotikatherapie. In einem solchen Fall empfehle ich Ihnen, Folgendes zu tun:

- Nehmen Sie während und nach der Antibiotikatherapie ein Probiotikum ein. Zum einen reduziert das die Gefahr, Durchfall zu erleiden, und zum anderen fördert es die Neubesiedlung der Darmschleimhaut mit Bakterien. Die Zeitspanne zwischen der Einnahme des Probiotikums und des Antibiotikums sollte so groß wie möglich sein. Wenn Sie zum Beispiel zweimal am Tag, morgens um 7 Uhr und abends um 20 Uhr, das Antibiotikum einnehmen, sollten Sie das Probiotikum um 14 Uhr einnehmen. Nach Beendigung der Antibiotikatherapie sollte das Probiotikum noch mindestens einen Monat lang genommen werden.
- Bitten Sie Ihren Arzt um ein Schmalbandantibiotikum. Dieses tötet weniger Mikroben ab und fügt daher weniger Schaden zu. Es setzt allerdings voraus, dass vorher ein Test durchgeführt wird, bei dem geprüft wird, welche Bakterien für die Infektion verantwortlich sind. Bei einem Breitbandantibiotikum werden viele Bakterienkulturen abgetötet, die gar nicht mit dem Infekt in Zusammenhang stehen.
- Unterstützen Sie Ihren Darm mit probiotischen Lebensmitteln. Das sind Nahrungsmittel, die besonders reich an Ballaststoffen und resistenter Stärke sind. Fermentierte Nahrungsmittel wie Sauerkraut, Kimchi und Kombucha nähren den Darm und steuern zusätzlich noch weitere Mikroben bei.
- Verzichten Sie möglichst auf Zucker und zuckerhaltige Nahrungsmittel. Dies ist ein wichtiger Bestandteil der Wiederherstellung des Mikrobioms.
- Verzehren Sie Lebensmittel, die Hefepilze bekämpfen. Antibiotika sind

die Hauptursache für eine Überbesiedlung mit Hefepilzen. Zwiebeln, Knoblauch, Algen, Steckrüben, Kürbiskerne und Kokosöl sind besonders wirksam gegen Hefepilze.

- Trinken Sie Ingwerwasser oder Ingwertee. Ingwer hat eine wohltuende Wirkung auf das gesamte Verdauungssystem. Im Ayurveda sagt man: »Ingwer heizt das Verdauungsfeuer an.« So bereiten Sie Ihr Ingwerwasser am besten zu: Gießen Sie 3–5 frische Ingwerscheiben mit 1 Liter kochendem Wasser auf und lassen es noch ca. 5 Minuten köcheln oder aber Sie füllen es gleich in eine Thermoskanne. Sehr zu empfehlen ist das heiße Ingwerwasser am Morgen nach dem Aufstehen. Sie kurbeln den gesamten Stoffwechsel dadurch an. Bereiten Sie sich das Wasser sehr gerne bereits am Vorabend zu und genießen Sie es gleich nach dem Aufstehen.
- Stärken Sie Ihre Leber. Antibiotika – wie andere Medikamente auch – werden in der Leber abgebaut. Daher ist es wichtig, die Leber bei einer Antibiotikaeinnahme zu stärken. Grünes Blattgemüse, Brokkoli, Rüben und Artischocken sind da die entsprechenden Lebensmittel, da diese die Produktion der Gallenflüssigkeit fördern.
- Verzichten Sie unbedingt auf Alkohol. Alkohol belastet die Leber und stört ihre Entgiftungsfunktion.
- Verzichten Sie auf Säurehemmer. Die Unterdrückung der Magensäureproduktion und die gleichzeitige Einnahme von Antibiotika führen im Mikrobiom zu einer Katastrophe. Der Mangel an Magensäure führt zum Wachstum pathogener – also krank machender – Bakterien und Keime. Dies kann zu erheblichen Infektionen führen.

WIE ÄUSSERN SICH STÖRUNGEN DES MIKROBIOMS?

Da die Mikroben an den meisten unserer Körperfunktionen beteiligt sind, ist es nur logisch, dass ein gestörtes mikrobielles Gleichgewicht unzählige Symptome aufweisen kann. Einige der Symptome sind lange bekannt und können auf den ersten Blick dem gestörten Mikrobiom zugeordnet werden, bei anderen muss man hingegen etwas genauer hinschauen, um eine Mikrobiomstörung zu erkennen. Zu den Ersteren zählen alle Darmerkrankungen, während zu den Letzteren Depressionen und andere psychische Erkrankungen gehören. Hier nur eine Auswahl an möglichen Zeichen einer Störung des Gleichgewichts im Mikrobiom:

- Blähungen
- Völlegefühl
- Durchfall

- Verstopfung
- Leaky-Gut-Syndrom
- Glutenunverträglichkeit
- Nahrungsmittelallergien und -unverträglichkeiten
- Hautkrankheiten
- Chronisches Erschöpfungssyndrom
- Depression
- Haarausfall
- Unfruchtbarkeit
- Gewichtsabnahme
- Gewichtszunahme
- Zahnfleischentzündungen

Wir stören unser Mikrobiom mit nährstoffarmer Nahrung, aber auch mit unserem Verhalten. Wenn wir beispielsweise während des Essens abgelenkt sind, werden weniger Verdauungssäfte gebildet. Wenn wir zur falschen Zeit essen, findet die Verdauung nur unzureichend statt.

Nicht nur unsere Ernährung ist für den Aufbau eines gesunden Mikrobioms wichtig. Sie ist zwar ein wichtiger Baustein, aber auch unser Verhalten kann die Zusammensetzung der Mikroorganismen erheblich stören. Wenn wir zu wenig schlafen, uns zu wenig Ruhepausen gönnen und dann auch noch über die Maßen reinlich sind und am liebsten Küche und Bad täglich desinfizieren, brauchen wir uns nicht zu wundern, dass die Vielfalt der Mikroorganismen immer mehr abnimmt. Dieses »Artensterben« in unserem Körper bekommen wir gar nicht mit, weil wir zu sehr mit allen möglichen anderen Dingen beschäftigt sind.

Diese Faktoren zerstören täglich unser Mikrobiom:

- Schnelllebiger Alltag ohne Ruhepausen
- Chemikalien in unserer Kleidung
- Industriell verarbeitete Lebensmittel
- Chemikalien in Kosmetika und Zahnpflegemitteln
- Zu wenig Schlaf
- Zu wenig Flüssigkeit
- Genussgifte wie Zucker, Alkohol, Nikotin
- Zu wenig Bewegung
- Zu wenig frische Luft
- Überwiegend sitzende Tätigkeiten

WAS HAT DAS MIKROBIOM MIT DEM GEHIRN UND DER PSYCHE ZU TUN?

Der Zusammenhang zwischen Mikrobiom und Gehirn ist ein spannendes Thema. Man kennt 25 Transmittersubstanzen, sogenannte Neurotransmitter, die in Nervenzellen gebildet werden. Sie sind an der Übermittlung von Impulsen beteiligt. Dies sind natürlich bei Weitem nicht alle. Jedoch lassen sich sämtliche Botenstoffe, die man im zentralen Nervensystem nachgewiesen hat, auch im Darm finden. Dadurch, dass jede Nervenzelle im Darm verschiedene Botenstoffe gleichzeitig abgeben kann, ergeben sich unzählige Aktionsmöglichkeiten, die das System fördern oder auch hemmen können. Das erhält den Darm in einer ganz besonderen Plastizität.

Der Darm kann sich also unterschiedlichen Lebensbedingungen anpassen. Beginnen wir zum Beispiel während des Essens damit, uns körperlich zu bewegen, reduziert der Darm seine Aktivität, damit wir in der Lage sind, der anderen Aktivität nachzugehen. Bei Ablenkung verdauen wir also langsamer und möglicherweise unvollständig.

Weiterhin werden sowohl unser Gefühlsleben als auch unsere Muskelaktivität von unserem Mikrobiom beeinflusst. Ein Beispiel für diesen Zusammenhang zeigt sich beim Neurotransmitter Serotonin. Ist Serotonin im Körper in ausreichender Menge vorhanden, fühlen wir uns ausgeglichen und glücklich. Serotonin wird in den sogenannten EC-Zellen im Darm und im Gehirn gebildet. Es ist an nahezu allen Gehirnfunktionen beteiligt, wie etwa der allgemeinen Wahrnehmung, Temperatur-, Müdigkeits-, Schmerzempfindung, Gedächtnisfähigkeit, Reizverarbeitung, Hormonausschüttung und Sexualverhalten. Bei Serotoninmangel treten Gereiztheit, Unzufriedenheit, Angst, Aggression oder Depressionen auf.

Darmbakterien sind Teil der Gehirnentwicklung und lebenslang daran beteiligt, ob und wie wir empfinden und wie wir uns verhalten. Menschen mit psychischen Erkrankungen haben nahezu immer ein gestörtes Mikrobiom. Nur wenige Menschen sind in der Lage, ihre Lebensgewohnheiten eigenständig zu verändern. Im 30-Tage-Programm in diesem Buch lege ich großen Wert auf die Psyche und begleite Sie durch die psychische Entgiftung (siehe Seite 121).

»Liebe geht durch den Magen«, sagten schon unsere Großmütter. Sie wussten, dass der Mensch nur ausgeglichen und glücklich ist, wenn das Mikrobiom gut genährt ist – auch wenn sie es so nicht ausdrücken konnten.

! Serotonin ist einer der bedeutendsten Neurotransmitter, sein Hauptvorkommen ist im Darm.

> **!** Für unsere psychische Gesundheit ist es von elementarer Bedeutung, welche Bakterien wir im Darm haben und wie stabil und artenreich unser Mikrobiom ist!

WAS BEDEUTET STRESS FÜR DAS MIKROBIOM?

Stress hat viele Gesichter. Jede Art von diesem Stress hat eine negative Wirkung auf unser Mikrobiom und somit auf unser Immunsystem.

Drei Arten von Stress

Jeglicher Stress lässt sich einer der folgenden drei Kategorien zuordnen:

1. **Physischer Stress:** Das können Traumata und Verletzungen aller Art sowie Unfälle sein.
2. **Chemischer Stress:** Damit sind Viren, Bakterien, Giftstoffe und Allergene gemeint. Aggressive Reinigungsmittel und antibakterielle Produkte sorgen dafür, dass unser Körper und unsere Umgebung nahezu keimfrei werden. Damit bedrohen wir unser Mikrobiom.
3. **Emotionaler Stress:** Dies sind die Dinge, die uns nicht schlafen lassen, wie beispielsweise Probleme in der Beziehung, der Kindererziehung, in der Familie, im Beruf, finanzielle Sorgen und vieles andere. Auch ein übervoller Terminkalender, der es häufig nicht zulässt, an die frische Luft in die Natur zu gehen oder uns mit anderen Menschen zu treffen. Viele Menschen erkennen gar nicht mehr, dass sie gestresst sind und wie ferngesteuert leben. Sie werden alle von ihrem Mikrobiom gesteuert. An den folgenden Emotionen können Sie erkennen, ob Sie »unter Stress« stehen: Wut, Angst, Hass, Frust, Ungeduld, Groll, Konkurrenzkampf, Neid, Eifersucht, Hoffnungslosigkeit, Ohnmachtsgefühle.

Es gibt einen faszinierenden Zusammenhang zwischen Körpergeruch und Stress. Jeder kennt den Angstschweiß. Doch was steckt dahinter?

Es ist tatsächlich so, dass Stress üblen Körpergeruch erzeugen kann. Dies ist auch wieder ein Spiegelbild dessen, was wir unserem Körper zuführen. Wenn wir uns auf unnatürliche Weise mit vielen industriellen Lebensmitteln ernähren, sorgt dies für Blähungen, Völlegefühl und Körpergeruch.

Stress erkennen

Wenn Sie sich fragen, ob Sie gestresst sind, beobachten Sie sich im Alltag und fragen Sie Familie und Freunde, wie Sie auf diese wirken.

Bei Stress ist unser Körper in Alarmbereitschaft. Über Nervensignale werden die Botenstoffe Adrenalin und Cortisol im ganzen Körper freigesetzt und in die Blutbahn gebracht. Sie lösen die verschiedensten Stressreaktionen in unserem Körper aus. Die wichtigsten sind:

- Flache Atmung
- Verbesserte Aufmerksamkeit
- Anstieg der Herzfrequenz
- Erhöhung des Blutdrucks
- Ausschüttung von Zucker ins Blut, damit dieser als schnelle Energie zur Verfügung steht
- Zurückgefahrene Verdauungstätigkeit
- Anspannung der Muskulatur

Diese Mechanismen dienen dazu, uns in die Lage zu versetzen, schnell zu fliehen. Es ist daher wichtig, dass wir dies auch tun. Auch wenn wir heute nicht mehr vor einem Säbelzahntiger flüchten müssen, werden diese Substanzen und Stressreaktionen in unserem Körper ausgelöst. Wir sind gefordert, diese wieder abzubauen. Da dies nur durch Bewegung funktioniert, sollten wir uns jeden Tag bewegen. Unser Körper kann kurzfristige Stressreaktionen sehr gut verkraften, aber für dauerhaften, chronischen Stress ist er nicht gemacht. Stellen Sie sich einmal vor, die Herzfrequenz und der Blutdruck wären dauerhaft erhöht, die Verdauung liefe hingegen ständig auf Sparflamme und die Muskulatur wäre immerzu angespannt. Erkennen Sie sich vielleicht wieder? Die Lösung ist: Bewegung und anschließende Entspannung.

Ich halte es für außerordentlich wichtig, sich dem Thema Stress zu stellen. Allzu oft geraten wir in in die »Stressfalle« und erkennen diese gar nicht.

! Eine Verbesserung des Körpergeruchs gehört zu den ersten Dingen, die sich einstellt, wenn sich das Mikrobiom erholt – dies gilt auch für Mundgeruch.

Es gilt als normal, »im Stress« zu sein. Jemand, der Zeit hat, nicht gestresst ist, wird in unserer Gesellschaft oft als faul angesehen. Doch wenn wir immer unter Druck stehen, können wir die Signale unseres Körpers nicht wahrnehmen. Alles, was gedeihen, heilen und entstehen soll, braucht Zeit und Ruhe. Aus diesem Grund reicht es nicht aus, nur bestimmte Substanzen einzunehmen. Es ist ebenso wichtig, dem Körper und auch der Seele Zeit zum Regenerieren zu geben. Im Ayurveda wird großer Wert auf diese Regeneration gelegt. Es wird ausdrücklich auf genügend Ruhepausen, ausreichenden Schlaf und Regeneration durch Meditation verwiesen. Ich empfehle Ihnen – auch wenn es vielleicht schwerfällt – während dieses 30-tägigen Programms auch auf diese Dinge zu achten. Ihr Körper ist nun einmal keine Maschine. Es ist ein Wunderwerk aus vielen Mikroorganismen.

Tipps für eine mikrobiomfreundliche Lebensweise

- Seien Sie sparsam bei der Verwendung von Seife und Duschgel beim Duschen.
- Verzichten Sie ganz auf desinfizierende Substanzen bei Ihrer Zahnpflege.
- Verwenden Sie keine desinfizierenden Mundwässer.
- Verwenden Sie keine desinfizierenden Deodorants.
- Verwenden Sie keine Parfüms mit Alkohol.
- Verwenden Sie grundsätzlich natürliche Pflegeprodukte ohne Konservierungsmittel, Farbstoffe, Tenside und Parabene.
- Berühren und streicheln Sie Ihren Hund und Ihre Katze.
- Lassen Sie Ihre Kinder schmutzig werden und im Dreck spielen. Schon unsere Großmütter befolgten den Satz: »Dreck reinigt den Magen.«
- Machen Sie Ihre Gartenarbeit selbst und machen Sie sich dabei Ihre Hände schmutzig.
- Stellen Sie Pflanzen in Ihrem Heim auf. Dadurch fördern Sie die Mikrobenvielfalt in Ihrem Heim.
- Verwenden Sie möglichst keine industriell hergestellten Nahrungsmittel.
- Reduzieren Sie Ihren Stress und entspannen Sie sich täglich.

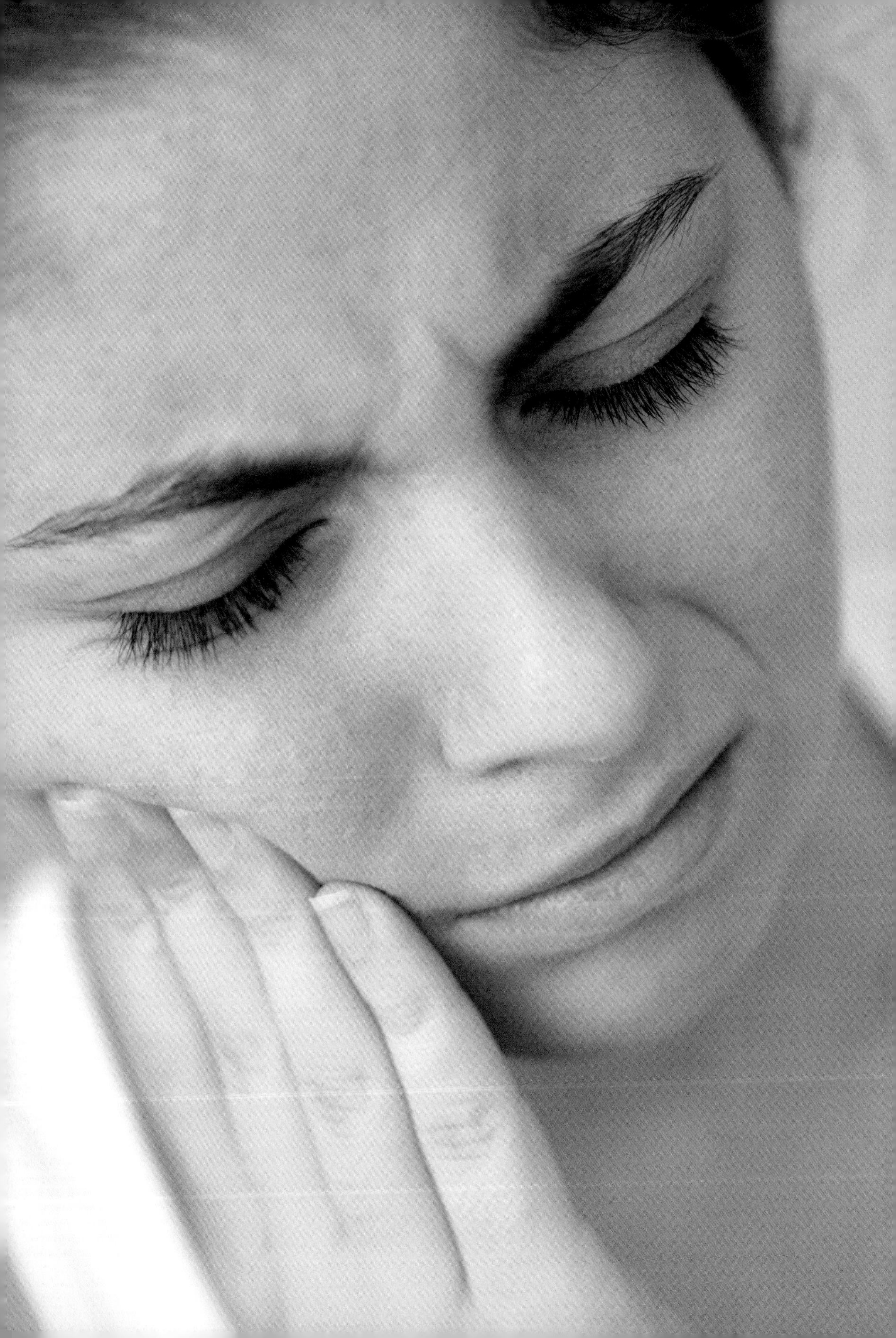

KAPITEL 2

Störung der Mundgesundheit

Mikrobiom und Mundflora – wie gehört das zusammen?

Wie bereits erwähnt, ist das Mikrobiom die Gesamtheit aller Mikroorganismen, die in und an uns leben. Die meisten davon befinden sich im Darm, auf den Schleimhäuten und auf der Haut. Das bedeutet: Die Mundflora ist ein Teil des Mikrobioms. Im Mund fängt die Verdauung bereits an. Dort werden Prozesse in Gang gesetzt, die die Verdauung vorbereiten. Voraussetzung dafür ist eine gute Esskultur. Wenn ich Menschen im Restaurant beobachte, schaut dies jedoch sehr häufig ganz anders aus: Sie versuchen, so schnell wie möglich ihre Nahrung in sich hineinzuschaufeln. Doch erst bei gründlichem Kauen und genussvollem Essen geben die Speicheldrüsen genügend Speichel in der notwendigen Zusammensetzung ab, um den Nahrungsbrei mit genügend Enzymen zu versorgen und die Verdauung vorzubereiten.

ZEICHEN EINER GESTÖRTEN MUNDFLORA

Wir stören unsere Mundflora durch alles, was deren Artenvielfalt reduziert. Meist stören wir die Mundflora unbewusst, manchmal, indem wir Dinge tun, von denen wir annehmen, sie seien gut für uns. Das gilt ganz besonders für unsere Zahnpflege, die oftmals gar keine Pflege, sondern vielmehr Stress für unseren Mundraum ist. Die Art und Weise, wie wir mit unseren Zähnen und der Mundschleimhaut umgehen, ist häufig katastrophal. Damit bedrohen wir unsere Mundflora:

- Schlechte Mundhygiene
- Schlechter Zustand der Zähne
- Übermäßige Mundhygiene
- Verwendung von desinfizierenden Mundwässern
- Verwendung von Zahnpflegemitteln mit Zusätzen wie Parabenen, Tensiden, künstlichen Farb- und Aromastoffen, Konservierungsmitteln

- Zuckerkonsum
- Nikotin
- Alkoholkonsum
- Stress
- Medikamente, vor allem Antibiotika

Symptome einer gestörten Mundflora sind:

- Zungenbrennen
- Verminderte Speichelproduktion
- Mundgeruch
- Empfindliches, gereiztes Zahnfleisch
- Empfindliche Zähne
- »Komischer Geschmack« im Mund
- Aphten (schmerzhafte Bläschen)
- Akute Parodontitis

Die Parodontitis

Was im allgemeinen Sprachgebrauch als »Parodontose« bezeichnet wird, nennt der Mediziner »Parodontitis«, weil die lateinische Endung »-itis« auf eine Entzündung hinweist.

Früher meinten die Zahnärzte, dass es sich bei der Parodontitis um eine Entzündung handelt, die lokal im Mundraum zu behandeln ist. Wir wussten schon, dass diese Entzündung sehr gefährlich ist, weil die Bakterien über die Blutbahn im gesamten Körper verteilt werden und für weitere Erkrankungen wie Arteriosklerose, Entzündungen der Herzklappen, Frühgeburten, Diabetes und vieles mehr mitverantwortlich sind. Heute jedoch wissen wir, dass die Parodontitis oftmals nur ein Symptom ist, nämlich das Symptom einer weitaus größeren Störung. Daher ist die Therapie der Parodontitis aktuell weitaus bedeutender als früher.

Doch die Maßnahmen in der Zahnarztpraxis allein reichen nicht aus. Es bedarf viel weitreichenderer Maßnahmen. Schließlich muss die Störung im Mikrobiom beseitigt werden. Es muss wieder ein neues, ein gesundes Gleichgewicht der Mikroben geschaffen werden. Dies funktioniert nur, wenn wir wirklich ganzheitlich denken und handeln.

PARODONTITIS UND GINGIVITIS – DER UNTERSCHIED

Gewöhnlich geht der Parodontitis eine Gingivitis voraus. Bei der Gingivitis handelt es sich um eine einfache Zahnfleischentzündung, die lokal auf das Zahnfleisch begrenzt ist. Da sie durch unzureichende Mundhygiene entsteht, verschwindet sie bei ausreichend guter Mundhygiene. Eine professionelle Zahnreinigung und verbesserte häusliche Mund- und Zahnpflege reichen aus.

Viele Menschen leiden häufig an einer Gingivitis. Durch eine ungesunde Lebensweise und Ernährung gerät das ohnehin schon gestörte Mikrobiom dabei immer mehr ins Ungleichgewicht. So passiert es, dass die Erkrankung trotz guter Mundhygiene weiter fortschreitet und sich eine Parodontitis entwickelt.

ENTSTEHUNG EINER PARODONTITIS

Die Parodontitis entwickelt sich, wenn das Mikrobiom nachhaltig und langfristig gestört ist. Wie bereits erwähnt, ist die Parodontitis sehr häufig das Symptom einer ganz anderen – viel schwerwiegenderen – Erkrankung, wie zum Beispiel:

- Herzinfarkt, Hypertonie und andere Herz-Kreislauf-Erkrankungen
- Pneumonie
- Asthma
- Diabetes mellitus
- Chronische entzündliche Darmerkrankungen
- Hormonstörungen
- Störungen des Fettstoffwechsels
- Arthrose und Arthritis

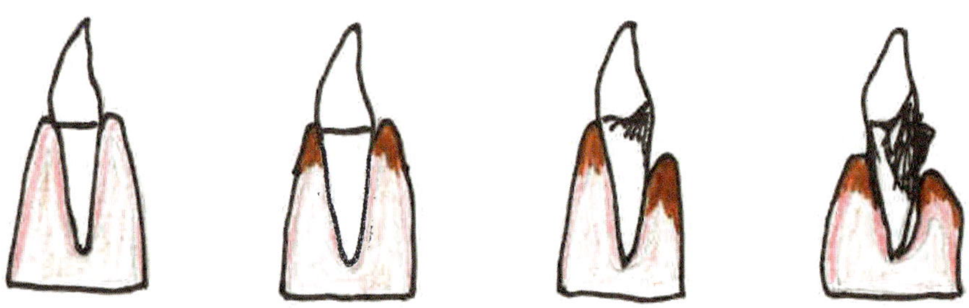

Gesunder Zahn mit gesundem Zahnhalteapparat | Gingivitis (beginnende Parodontose) | Parodontose mit deutlichem Knochenabbau | Fortgeschrittene Parodontose mit gelockertem Zahn

Von der Gingivitis zur fortgeschrittenen Parodontitis

Sie merken: Die Erkrankungen wiederholen sich. Dies liegt daran, dass wir es bei der Parodontitis mit einer Störung des mikrobiellen Gleichgewichts zu tun haben.

ERKENNEN EINER PARODONTITIS

In der Praxis erlebe ich immer wieder, dass es für Patienten tatsächlich sehr schwer ist, eine Parodontitis zu erkennen. Meist wird sie viel zu spät erkannt, nämlich dann, wenn ein Zahn bereits gelockert ist. Dies liegt daran, dass die Symptome zunächst recht unauffällig sind, wie zum Beispiel eine leichte Zahnfleischblutung. Die meisten Menschen lassen diese Stelle dann bei der Reinigung aus, weil sie glauben, sie würden sie nur noch mehr reizen, und vergessen, dass es überhaupt geblutet hat. Viele glauben auch, die Blutung käme, weil sie sich verletzt haben. Des Weiteren entwickeln sich die Symptome schleichend und quasi ohne Schmerzen. Ab und zu entsteht eine Schwellung, die zwischenzeitlich schmerzt. In der Regel jedoch ist die Entwicklung der Parodontitis schmerzfrei. Wer genau darauf achtet, kann eine Parodontitis allerdings an folgenden Anzeichen erkennen:

- Rötung am Zahnfleisch
- Zahnfleischblutung bei Gebrauch von Zahnseide oder von Zwischenraumbürstchen. Bei Rauchern ist hier jedoch Vorsicht geboten, denn bei ihnen ist die Durchblutung in der Peripherie gestört, ebenso am Zahnfleisch. Es blutet also auch nicht, wenn ein Zahn aufgrund einer starken Lockerung ausfällt.
- Schwellung am Zahnfleisch
- Unebenes Zahnfleisch, manchmal girlandenförmiger Verlauf
- Mundgeruch
- Eiter, der auf Druck aus der Zahnfleischtasche heraustritt
- Zahnlockerung

Auch der Zahnarzt achtet auf Anzeichen wie Rötung, Schwellung oder Blutungen. Zusätzlich misst er (oder die Dentalhygienikerin während einer Prophylaxesitzung) regelmäßig die Tiefe der Zahnfleischtaschen. Dabei wird der Abstand zwischen Zahnfleischhöhe und Knochenansatz gemessen. Ist diese Tiefe größer als 3 mm, wird der Zahnarzt »hellhörig«.

> ! In der Regel dauert es Jahre vom Beginn der Parodontitis bis zur Diagnose in der Praxis.

Ab einer Tiefe von 3,5 mm sprechen wir von Parodontitis. Das bedeutet, es hat bereits ein Knochenabbau stattgefunden. Doch der Zahnarzt kann durch seine diagnostischen Messungen nur den Schaden erkennen, aber nicht, inwiefern das Mikrobiom verlagert und gestört ist.

Eine Taschentiefenmessung soll alle zwei Jahre durchgeführt werden. In diesem Zeitabstand wird diese Leistung von den gesetzlichen Krankenkassen erstattet. Sinnvoll ist jedoch eine viel häufigere Messung. In meiner Praxis messen wir die Taschentiefen bei jeder Kontrolle. Im Rahmen einer Prophylaxesitzung werden alle Taschentiefen halbjährlich gemessen.

VERERBUNG DER PARODONTITIS

Mediziner haben lange Zeit an eine Vererbbarkeit geglaubt. Tatsache ist, dass eine familiäre Prädisposition besteht. Das bedeutet jedoch nicht, dass die Entstehung einer Parodontitis unausweichlich ist, sondern dass die Lebensbedingungen, die Ernährung, die Gewohnheiten und Teile des Mikrobioms in der Familie weitergegeben werden. Vererbt werden systemische Grunderkrankungen. Diese können dazu führen, dass unser Mikrobengleichgewicht gestört ist.

Weitaus wichtiger ist es zu erkennen, dass in einer Familie Gewohnheiten in Bezug auf die Ernährung, die Lebensweise und auch die Zahnpflege weitergegeben werden. Da diese leider sehr häufig ungesund und mikrobiomschädigend sind, erhalten wir den Eindruck, die Parodontitis wäre direkt vererbt worden.

GINGIVITIS IN DER SCHWANGERSCHAFT

Während einer Schwangerschaft und anschließenden Stillzeit kommt es

Tipp für die Schwangerschaft

Lassen Sie während der Schwangerschaft mindestens zweimal eine professionelle Zahnreinigung beim Zahnarzt durchführen. Auch die gesetzlichen Krankenkassen bieten spezielle Prophylaxeprogramme für Schwangere.

aufgrund der Hormonveränderungen häufig mehrmals zur Ausbildung einer Gingivitis. Weiterhin ist das Zahnfleisch während dieser Zeit nicht so stramm, weil das Bindegewebe aufgelockert ist. Dadurch können Bakterien leichter ins Gewebe und auch in die Tiefe der Zahnfleischtasche dringen.

RAUCHEN ZERSTÖRT DAS ZAHNFLEISCH

Es gibt zwei Gründe, warum Rauchen Ihr Zahnfleisch bzw. den Zahnhalteapparat zerstört:

- Die Durchblutung ist reduziert. Mit der reduzierten Durchblutung des Gewebes ist auch die Regeneration gestört. Rauchen fördert die Ablagerungen in den Arterien. Dadurch werden diese verengt oder sogar vollständig blockiert. Im Herzen kann dies sogar bis zum Herzinfarkt führen. Mit der reduzierten Durchblutung des Gewebes ist auch die Regeneration gestört. Wo im Gewebe keine neuen Nährstoffe angeliefert werden, kann nichts heilen und es kann auch kein neues Gewebe entste-

Soforthilfe für Raucher

Ich denke, es ist jedem klar, dass das Ziel sein sollte, mit dem Rauchen aufzuhören. Vielleicht ist dieses Programm eine gute Möglichkeit dafür. Wenn Sie sich für Ihre Gesundheit entscheiden und entschlacken, dann ist es nur logisch, die Zigaretten endgültig wegzulegen. Es ist eine Frage des Selbstwerts. Ganz gleich, warum Sie damals vor vielen Jahren mit dem Rauchen angefangen haben, Sie sind frei und können jederzeit entscheiden, damit aufzuhören.

Sollte es jedoch noch etwas dauern, können Sie bis dahin Folgendes tun:

- Trinken Sie viel Wasser – am besten lauwarm.
- Nehmen Sie täglich einen Teelöffel Vitamin C ein. Mit dieser Dosis können Sie die Kollagenproduktion im Bindegewebe verbessern und damit zumindest eine etwas bessere Regeneration im Zahnfleisch bewirken.
- Ich empfehle Ihnen das Ölziehen am Morgen. Die Vorgehensweise wird auf der Seite 146 genau erläutert.

hen. Da jedoch täglich viele Zellen absterben, ist es notwendig, dass auch wieder neue entstehen. Neben der reduzierten Wundheilung altert bei Rauchern auch die Haut schneller. Die Mundschleimhaut wird ebenso trocken. Aufgrund der schlechteren Durchfeuchtung können Schlackstoffe schlechter abtransportiert werden, Reizhusten entsteht.

- Raucher benötigen ca. 40 Prozent mehr Vitamin C – nur nehmen sie dieses oft nicht ein.

Heilende Substanzen für das Zahnfleisch

Einige Studien belegen, dass eine hohe Konzentration an heilenden Substanzen im Blut das Risiko für Zahnfleischerkrankungen reduziert. Das bedeutet jedoch nicht, dass es ausreichend wäre, diese Substanzen einfach nur zuzuführen. Sie sind wichtig für unser Immunsystem, das diese Stoffe benötigt, um Abwehrzellen zu bilden. Für eine gute Funktion des Immunsystems benötigen wir jedoch weitaus mehr als nur die Einnahme dieser Substanzen. Für ein gutes, stabiles Immunsystem sind neben den Vitalstoffen und Mineralien auch Bewegung an der frischen Luft und ausreichende Ruhephasen nötig.

Diese Gesamtsicht ist in unserer verschulten Expertenmedizin nicht vorhanden, im Ayurveda als Ganzheitsmedizin jedoch selbstverständlich. Aus diesem Grund basiert das in diesem Buch vorgestellte Programm auf dem Ayurveda.

Dennoch möchte ich im Folgenden einige Substanzen aufführen, da ich in meiner Praxis durchaus einen Genesungsschub beobachte, wenn diese zugeführt werden. In der Regel hat man zwar theoretisch eine ausreichende Menge davon im Blut, wenn jedoch eine Entzündung abläuft – und die Parodontitis ist eine großflächige Entzündung –, befinden wir uns für eine schnelle und einwandfreie Regeneration tatsächlich im Mangel, was diese Substanzen angeht. Eine rasche vorübergehende Zufuhr ist daher sehr ratsam. Besonders bewährt haben sich hier Vitamin C, Magnesium, Vitamin B_{12} und Zink sowie für die lokale Anwendung Kurkumapaste und Kurkumalösungen.

VITAMIN C

Vitamin C ist ein wichtiges und wirksames Antioxidans und an etlichen Vorgängen des Immunsystems beteiligt. Unter anderem ermöglicht es die Aufnahme von Eisen und Kalzium in die Zelle. Es fördert die Zellregeneration und verbessert die Funktion des Immunsystems. Vitamin C festigt das Bindegewebe und sorgt für eine gute Elastizität. Weiterhin unterdrückt es das Wachstum von ungesunden Keimen im Mund.

Folgende Lebensmittel sind besonders reichhaltig an Vitamin C: Acerola, Amalaki, Grapefruit, Hagebutte, Johannisbeeren, Sanddorn, Kiwi, Orange, Papaya, Zitrone.

MAGNESIUM

Magnesium ist von großer Wichtigkeit für den Zellstoffwechsel. Der Körper kann es nicht selbst herstellen. Es ist für die Erregungsleitung der Nervenzellen und somit für die Zellkommunikation notwendig.

Ein Mangel führt zu einer gestörten Zellkommunikation und somit zu reduzierter Regeneration. Ein stärkerer Magnesiummangel macht sich durch Muskelkrämpfe bemerkbar.

Folgende Lebensmittel sind besonders reichhaltig an Magnesium: Nüsse, Milch, Vollkornprodukte. Häufig wird Mineralwasser auch Magnesium zugeführt.

VITAMIN B12-KOMPLEXE

Wunden heilen besser, wenn wir zusätzlich Vitamin-B_{12}-Komplexe einnehmen, da diese die Bildung der roten Blutkörperchen verbessern. Weiterhin laufen der Zellstoffwechsel und die Zellkommunikation stabiler ab.

Folgende Lebensmittel sind besonders reichhaltig an Vitamin B_{12}: Fleisch, Fisch (Forelle), Eier, Milchprodukte.

KURKUMA

Kurkuma ist ein starkes Antioxidans. Es ist antibakteriell, antiviral, es lindert Schwellungen und verbessert das Bakterienmilieu im Mund. Zusätzlich hat es immunstärkende Eigenschaften. Kurkuma ist fast allen Mundwässern, die Sie kaufen können, überlegen. Sie können sich nach Bedarf Ihre eigene

Paste oder Ihr Mundwasser herstellen. So stellen Sie Ihre eigene Salbe her:

- 1 TL Kurkumapulver mit 1 TL Kokosöl zu einer Paste verrühren.
- Alternativ: 1 TL Kurkumapulver mit ½ TL Salz und ½ TL Senföl vermischen.
- Salbe als »Kurpackung« mit einem Wattestäbchen auf die entsprechende Stelle geben und über Nacht einwirken lassen.

So stellen Sie Ihre eigene Mundspüllösung her:

- 3–5 Scheiben frische Kurkumawurzel in ½ l Wasser 10 Minuten köcheln und dann abkühlen lassen.
- Mit der lauwarmen Lösung spülen und gurgeln.

Vorsicht ist geboten bei Kunststofffüllungen an den Schneidezähnen: Diese können verfärben, wenn der Kunststoff schon älter und porös ist.

Für Mundspüllösungen eignen sich neben Kurkuma auch Kamille, Minze, Myrrhe, Rosmarin, Thymian, Salbei, Teebaumöl, Weihrauch und grüner Tee.

Parodontitis nachhaltig behandeln

Die wichtigste Voraussetzung für die langfristige Besserung und Heilung der Parodontitis ist eine gute häusliche Mund- und Zahnhygiene, die im Rahmen mehrerer Prophylaxesitzungen eingeübt werden muss.

In der Zahnarztpraxis entfernt der Zahnarzt zunächst alle Ablagerungen, die sich unter dem Zahnfleisch befinden – also dort, wo Sie als Patient gar nicht hingelangen. Weiterhin ist es wichtig, alle undichten Füllungen und Kronen mit abstehenden Rändern auszutauschen. Denn in den Ritzen bleiben die Bakterien haften und können sich erneut vermehren und Schaden anrichten.

Ferner ist es für eine gute Genesung und das Erreichen eines stabilen Mikrobengleichgewichts erforderlich, alle Störfelder an den Zähnen, die erkannt und auch beseitigt werden können, zu beseitigen. Das können zum Beispiel sein: Zysten, Entzündungen an den Wurzelspitzen, schlecht durchgeführte Wurzelbehandlungen, verlagerte Weisheitszähne, die Nischen gebildet haben.

Zudem sollte eine Reduzierung der anaeroben pathogenen (krank machenden) Keime in der Mundhöhle vorgenommen werden. Dies sollte jedoch nicht mit Antibiotika, sondern mit anderen Mitteln geschehen. Dazu eignen sich vor allem die Sauerstoff- oder Ozontherapie. Denn alle Keime zu vernichten – also auch die guten – wäre eine Katastrophe für die Mundflora und somit das Mikrobiom. Ozon besteht aus drei Sauerstoffatomen und ist somit die energiereiche Form von Sauerstoff. Es ist sehr reaktiv und bindet Bakterien, Pilze und Viren an sich. Auf diese Weise werden diese Substanzen verändert und beseitigt. Es hat somit eine desinfizierende Wirkung. In der Zahnmedizin wird es daher gegen Entzündungen und Kariesneubildung verwendet – eben da, wo Bakterien vernichtet werden sollen, ohne einen Schaden im Gewebe zu erzeugen. Leider stellt diese Behandlung keine Kassenleistung dar und wird daher nicht von vielen Zahnärzten angewendet.

Ob sich die pathologischen (krank machenden) oder physiologischen (guten) Mikroben durchsetzen, hängt ganz entscheidend von der Immunlage des Patienten ab. Zur Unterstützung symbiotischer Bakterien und zur Stärkung der Immunität bedarf es nun zusätzlich einer optimalen Versorgung mit Orthomolekularia. Damit sind Substanzen gemeint, die das gesunde Gleichgewicht der Mikroben wieder aufbauen und das Gewebe stärken, wie Vitamine, Spurenelemente und Omega-3-Fettsäuren.

Ergänzend sind möglichst viele der Maßnahmen anzuwenden, die das Mikrobiom und somit das Immunsystem stärken, wie vor allem im 30-Tage-Programm ab Seite 97 vorgestellt.

! Das Immunsystem – also das Gleichgewicht der Mikroben – entscheidet wesentlich über den Verlauf und die Heilung einer Parodontitis.

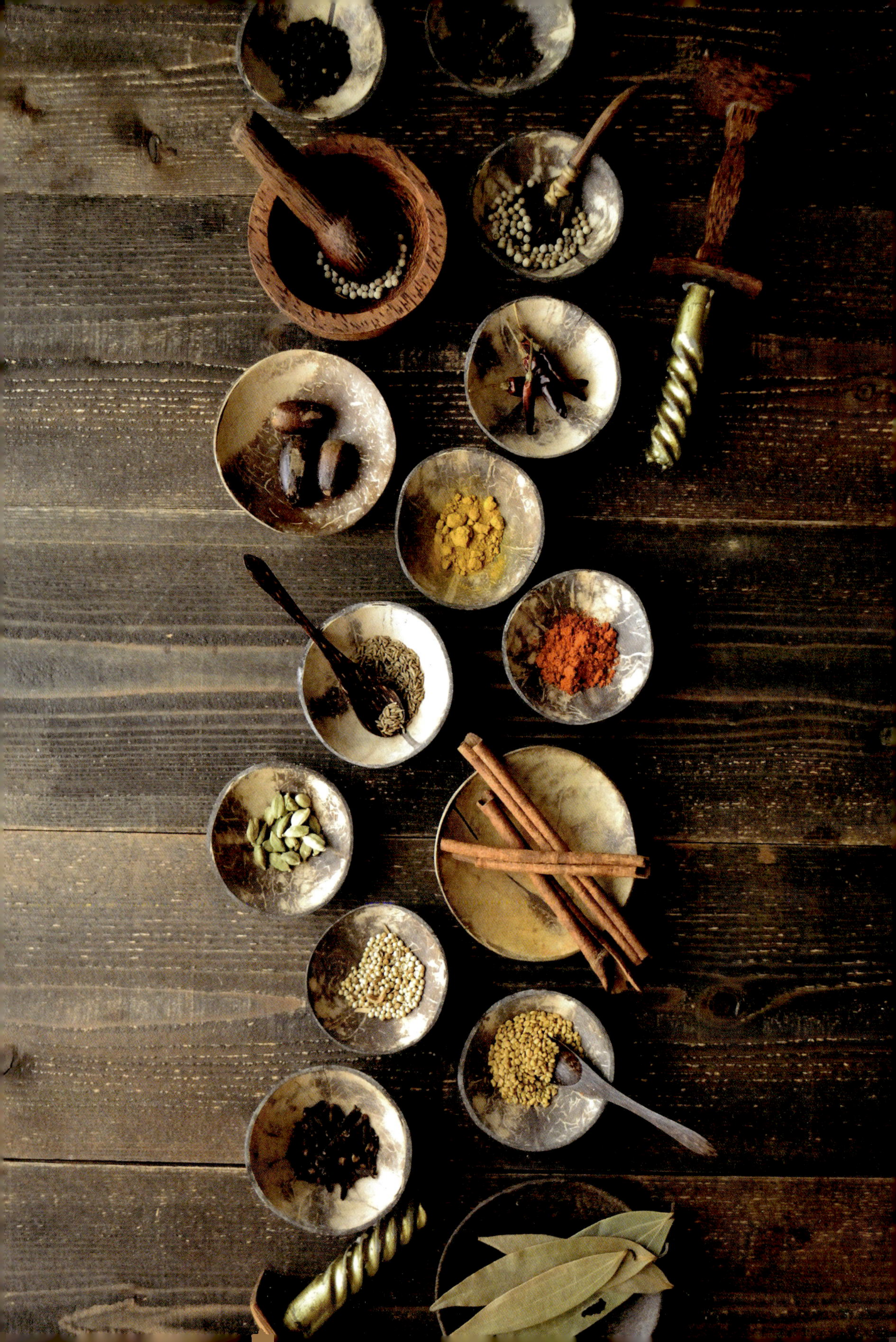

KAPITEL 3

Gesunde Mundflora durch Ayurveda

Ayurveda und Gesundheit

Möglicherweise sagen Sie sich jetzt: »Das ist ja ganz schön kompliziert. Wie soll ich denn meine Zahn- und Zahnfleischprobleme jemals in den Griff bekommen?« Wenn Sie Arzt oder Zahnarzt sind, sind Sie möglicherweise frustriert und sagen: »Selbst die WHO sagt, dass eine Parodontitis, die nur mit den herkömmlichen Verfahren in der Zahnarztpraxis behandelt wird, nach durchschnittlich vier Jahren wieder da ist. Was kann man sonst dagegen tun?«

Auch ich habe diese Überforderung und Frustration vor vielen Jahren gespürt. Nachdem ich einige Male den Satz »Das ist nun einmal so: einmal Parodontose, immer Parodontose« ausgesprochen hatte, wusste ich intuitiv: Das kann nicht sein. Da muss es eine Lösung, eine wirkliche Therapie geben. Es kann nicht sein, dass wir Zahnärzte immer nur mit unseren Patienten schimpfen und sie ermahnen, besser zu putzen. Also habe ich mich auf den Weg gemacht. Aus Ehrgeiz, meinen Patienten zu helfen und eine wirkliche Ärztin zu sein, habe ich verschiedene Naturheilverfahren ausprobiert, weitergesucht und bin schließlich beim Ayurveda gelandet. Im Ayurveda wird der Mensch wirklich ganzheitlich betrachtet und – das ist besonders wichtig – auch ganzheitlich therapiert. Die ayurvedische Heillehre ist darauf abgestimmt, den Körper zu entgiften und die Selbstheilung zu stärken. Auf diese Weise werden Krankheiten beseitigt, ein Gleichgewicht aller Regelprozesse im Körper wird hergestellt und so Gesundheit erreicht.

In den vergangenen Jahren habe ich immer weitere Aspekte des Ayurveda in meine Praxis integriert. Jetzt habe ich die Sicherheit, die ich in meiner Therapie gebraucht habe. Sicher, die Therapie dauert länger, aber auch nur, weil es eine wirkliche Therapie ist. Jetzt ist der Patient integriert. Er ist gefordert, selbst etwas für seine Genesung zu tun. Dies mag für den einen oder anderen etwas anstrengend sein, schließlich haben viele von uns ihre Selbstverantwortung verlernt bekommen. Ich garantiere Ihnen, wenn Sie es schaffen, die Selbstverantwortung für Ihre Gesundheit zu übernehmen, werden Sie fast augenblicklich stärker und vitaler. Es ist die Entscheidung für Heilung.

Das Wort Ayurveda stammt aus dem Indischen und bedeutet so viel wie: »Wissenschaft vom Leben«. Dabei bedeutet die Silbe »ayus« Leben und »veda« Wissenschaft.

Es handelt sich um eine über 2000 Jahre alte Heilkunst, die in mehreren Schriften immer weiter überliefert wurde. Die Textsammlungen werden Samhita genannt. Je nachdem, von welchem Gelehrten eine Schrift stammt, sprechen wir von der Charaka-Samhita, der Sushruta-Samhita und der Vagbhata-Samhita.

»Gutes und schlechtes Leben;
glückliches und unglückliches Leben;
das, was dem Leben zu- bzw. abträglich ist;
das Maß des Lebens und seiner Komponenten;
und das Leben selbst – wo all dies erklärt wird, das nennt man Ayurveda.«

(aus *Die Ayurveda-Ernährung* von Kerstin Rosenberg)

Ayurveda versteht sich als ein ganzheitliches Konzept. Es geht nicht nur um medizinische Versorgung, aber auch nicht nur um Ernährung oder Gewürze. Ayurveda umfasst neben den gesundheitlichen auch philosophisch-spirituelle, energetische, astrologische und ökologische Aspekte des Lebens.

Während in der westlichen Medizin die Reparatur und Behandlung von Krankheiten im Vordergrund steht, ist es im Ayurveda die Prävention – die Erhaltung und auch Wiederherstellung der Gesundheit. Ayurveda setzt dort an, wo Krankheit noch lange nicht in Sicht ist. Mit dieser lebensbejahenden und positiven Grundhaltung hat Ayurveda den Anspruch, das innere Gleichgewicht eines jeden Menschen zu stärken und zu fördern.

Gesundheit wird im Ayurveda als das dynamische Gleichgewicht aller körperlichen, geistigen und seelischen Anteile im Menschen bezeichnet. Zusätzlich wird der Mensch in Zusammenhang mit den Jahres- und Tageszyklen bis hin zu den planetaren Einflüssen gebracht. Doch je weiter wir uns durch unseren modernen Lebensstil von unserer Natur entfernen, desto mehr verlieren wir den Kontakt zu unserem Lebensrhythmus und werden krank. Es fällt uns eine ganze Weile gar nicht auf, dass wir krank sind, denn wir funktionieren noch weiterhin wie gewohnt. Die »Zipperlein« wie Sodbrennen, Blähungen, Schlafstörungen, Nackenverspannungen und Kopfschmerzen schieben wir oftmals als Begleiterscheinungen unseres Lebens weg – bis wir es gar nicht mehr aushalten können und die Signale des Körpers gar nicht mehr überhören können. Das ist sozusagen der Preis für unser schnelles, schönes Leben. Aber ist es wirklich so schön und so erstrebenswert? Die ayurvedische Lehre betrachtet den Menschen als einen Mikrokosmos, der ein Abbild des Makrokosmos ist. Der Makrokosmos ist unsere Umwelt bis hin zum Universum. Im Ayurveda ist das einzelne Leben mit dem Makrokosmos, dem Universum, untrennbar verbunden.

Die ayurvedische Heillehre ist darauf abgestimmt, den Körper zu entgiften und die Selbstheilung zu stärken. Sie bedient sich verschiedener Therapien, die darauf ausgerichtet sind, den Körper, aber auch den Geist zu reinigen. Als reinigende Therapien gelten auch verschiedene Massagen, denn schließlich ist auch unsere Haut ein wichtiges Ausscheidungsorgan. Für die Reinigung des Geistes werden Yoga und Meditation empfohlen. Beide bringen den Körper zur Ruhe.

Ein weiterer wichtiger Baustein ist die Ernährungslehre. Mit der richtigen Ernährung können wir unserem Körper – aber auch dem Geist – die Vitalstoffe zuführen, die er benötigt. Jedoch: Nur wenn unser Körper in der Lage ist, diese Vitalstoffe zu verwerten, sind sie für uns von Bedeutung. Da die Aufnahme der Nährstoffe über unseren Darm geschieht, nimmt der Darm eine Sonderstellung im Ayurveda ein. Aus diesem Grund liegt der Fokus im Ayurveda auf dem Darm und der Ernährung.

Wie jede andere Wissenschaft hat auch der Ayurveda eine eigene Sprache und Symbolik, um die Diagnostik und Therapie zu vereinfachen. In der Zahnmedizin sind zum Beispiel alle Zähne in einer bestimmten Reihenfolge nummeriert. Wenn ich zu einem Zahn eine Notiz mache oder ein Gespräch mit einem Kollegen führe, nenne ich die Zahl, die für diesen Zahn steht. Das geht viel schneller, als immer beschreiben zu müssen, über welchen Zahn ich spreche. Es ist auch sicherer in der Weiterleitung der Informationen.

Nun ist es im Ayurveda noch viel komplizierter. Schließlich haben wir es mit einer *ganzheitlichen* Lehre zu tun. Es spielen bei allen Betrachtungen und Therapien immer sehr viele Faktoren eine Rolle. Um da den Überblick nicht zu verlieren, wurden im Ayurveda die Kombinationen der fünf Elemente, aus denen jedes Lebewesen besteht, in drei Grundkonstitutionen – den Doshas – zusammengefasst. Jeder

Mensch besteht aus diesen fünf Elementen in einer ganz individuellen Zusammensetzung, die Konstitution oder ayurvedisch Dosha genannt wird. Im Ayurveda spricht man von drei Grundkonstitutionen. Darüber hinaus gibt es verschiedene Mischtypen.

Die fünf *Elemente* sind: Feuer, Wasser, Erde, Luft und Raum.

Die drei *Grundkonstitutionen* sind: Vata, Pitta und Kapha.

Bei einer ayurvedischen Untersuchung bestimmt der Arzt die Grundkonstitution des Patienten. Weiterhin stellt er fest, welche Störung vorliegt. Daraufhin kann eine Therapie festgelegt werden.

Ich weiß, dass die Konstitutionsbestimmung am Anfang verwirrend erscheint, daher habe ich ein Beispiel aus einem anderen Bereich für Sie: Stellen Sie sich vor, Sie haben drei Gewürze, die zum Kochen verwendet werden können (Gewürz A, B und C). Der Koch bringt Ihnen das Gericht und Sie haben zu bestimmen, welche Gewürze und zu welchen Anteilen sie verwendet wurden. Dies entspräche der Konstitutionsbestimmung des Gerichtes. Nur in einer ganz bestimmten Dosierung ist das Gericht schmackhaft. Dies ist das Gleichgewicht der Gewürze oder im Ayurveda das Gleichgewicht der Doshas. Das kann bedeuten, dass der Koch vom Gewürz A 2 g, vom Gewürz B 1 g und vom Gewürz C 0,5 g verwenden muss. Hat der Koch vom Gewürz A zu viel verwendet, ist ein Ungleichgewicht da. Nur ein ausgesprochener Kenner bemerkt jedoch den Unterschied zwischen 2 g und 2,2 g A. Erst wenn der Koch viel mehr vom Gewürz A verwendet, merkt es auch der Laie und das Gericht ist möglicherweise ungenießbar. Für ein anderes Gericht ist eine andere Zusammensetzung der Gewürze erforderlich. Dies hat eine andere Grundkonstitution. Um herauszufinden, welches Gewürz zugeführt oder entfernt werden muss, müssen wir das Gericht kosten.

Auf die Medizin übertragen bedeutet dies: Bevor eine Therapie festgelegt werden kann, muss eine Diagnostik erfolgen, und dies bedeutet im Ayurveda: eine Konstitutionsbestimmung. In der Schulmedizin erfolgt ebenso eine Diagnostik, sie ist jedoch nicht so tief greifend und viel mehr auf die Symptome bezogen. Da im Ayurveda stets die Ursache einer Erkrankung therapiert wird, ist es erforderlich, den Menschen als Ganzes zu erfassen. Da reicht es nicht aus, eine Röntgenaufnahme, ein CT oder EKG zu betrachten. Je mehr Informationen dem Ayurveda-Arzt zur Verfügung stehen, desto größer ist die Wahrscheinlichkeit, dass er die Ursache einer Krankheit, die im Ayurveda auch gerne als Störung bezeichnet wird, erkennt. Aus diesem Grund ist es dem Ayurvedamediziner auch nicht wichtig, wie die Krankheit heißt – Hauptsache, er kennt die Ursache. Dann kann er sie auch therapieren. Den westlichen Schulmedizinern ist es zunächst wichtig, einer Erkrankung einen Namen geben zu können und diese einzuordnen. Dann erfolgt die Bekämpfung der Symptome. Wenn dies erledigt ist, der Patient meist medikamentös eingestellt ist, wird gar nicht weiter nach der Ursache geforscht.

Ich habe es einmal erlebt, wie mein Berufsstand beschimpft worden ist. »Die Zahnärzte wollen gar nicht über die Kariesentstehung aufklären, denn dann wären sie ja arbeitslos«, sagte die betreffende Person. Das ist selbstverständlich der größte Unsinn. Leider wollen viele Patienten ihre Lebensgewohnheiten gar nicht ändern, auch dann nicht, wenn sie dadurch kariesfrei würden. Außerdem kommt noch hinzu, dass der »normale Zahnarzt« nicht für das Aufklären bezahlt wird, sondern für das Bohren.

Zurück zum Ayurveda: Eine fundierte Bestimmung der Konstitution ist nicht ganz einfach und sollte für eine weitreichende Therapie dem Fachmann überlassen werden. Dennoch halte ich es für sehr wertvoll, Sie in dieses Thema einzuführen. Alles, was dazu dient, uns besser kennenzulernen, hilft uns auch, Störungen besser zu erkennen und dementsprechend früher einzugreifen. Die Kenntnis der eigenen Konstitution setzt eine Selbstreflexion voraus. Wir müssen uns beobachten, uns mit uns selbst beschäftigen, um herauszufinden, wie wir »ticken«. Wenn wir dies tun, leben wir bewusster. Wir nehmen dann auch andere Personen anders wahr. Wir wissen: Eine andere Person hat eine andere Konstitution, dadurch auch andere Bedürfnisse. Es ist wichtig, dies zu respektieren. Ich bin mir sicher, dass das jeder intuitiv weiß. Im Ayurveda wird jedoch offen darüber gesprochen. Dann werden diese Konstitutionstypen katalogisiert, um eine Therapie besser einstellen zu können. Lernen Sie sich auf den folgenden Seiten besser kennen, indem Sie mehr über Ihre Konstitution erfahren. Möglicherweise lernen Sie sogar neue Facetten von sich kennen, denken über Dinge nach, über die Sie noch nie nachgedacht haben.

Die drei ayurvedischen Dosha-Typen

Bevor es losgeht und Sie Ihre Konstitution bestimmen können, hier noch eine Zusammenfassung der wichtigsten Punkte.

Die fünf Elemente und die Eigenschaft, die ihnen zugeordnet wird, sind:

- Wasser – Verbindung
- Feuer – Transformation
- Erde – Basis/Struktur
- Raum – Äther/Leere
- Luft – Bewegung

Die drei Grundkonstitutionstypen, in denen die fünf Elemente zu unterschiedlichen Anteilen enthalten sind, heißen:

- **Vata**
  Vata enthält die Elemente *Luft* und *Raum.*
  Es verleiht uns Leichtigkeit, Kreativität und Spiritualität.
  Ein Zuviel davon lässt uns ins Grübeln, in Depression und Rastlosigkeit verfallen.

- **Pitta**
  Pitta enthält die Elemente *Feuer* und *Wasser*.
  Es verleiht uns Energie, Kraft und Willensstärke.
  Ein Zuviel davon lässt uns zornig, ungeduldig werden und beschert uns Heißhungerattacken.

- **Kapha**
  Kapha enthält die Elemente *Wasser* und *Erde* und steht somit für Aufbau und Verbindung.
  Es verleiht uns Stetigkeit und Verlässlichkeit sowie Struktur.
  Ein Zuviel lässt uns schwerfällig und oftmals übergewichtig werden.

In jedem Menschen sind diese Konstitutionen vertreten, nur eben zu unterschiedlichen, individuellen Anteilen. Dies ist auch sehr wichtig, denn jedes Dosha ist für unterschiedliche Funktionen und Abläufe im Körper zuständig. Oftmals werden die Doshas als Lebensenergien oder biologische Prinzipien bezeichnet. Sie sind für unterschiedliche Abläufe und Stoffwechselprozesse

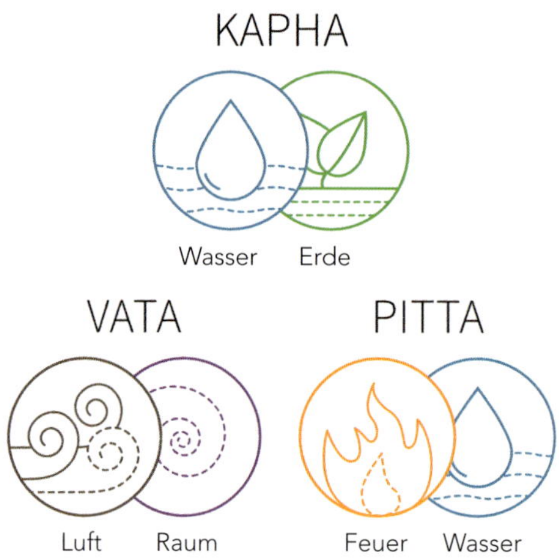

Die drei Doshas

verantwortlich. Zum Beispiel: Das Vata-Dosha ist für den Transport der unterschiedlichen Substanzen im Körper zuständig. Vata steht für Bewegung. Wir kennen alle Menschen, die nicht still sitzen können. Sie sind immer in Bewegung. Diese Eigenschaft gehört zu ihnen, denn das ist ihre Konstitution. Diese Eigenschaft erkennen wir sofort. Dennoch brauchen auch diese Menschen Ruhephasen und Regeneration. Sie könnten sonst nicht existieren. Demnach ist auch in diesen Menschen das Kapha-Dosha enthalten. Weiterhin müssen sie ihre Nahrung verdauen, also transformieren. Sie benötigen das Pitta-Dosha.

Der Ayurveda geht davon aus, dass wir unsere einzigartige individuelle Konstitution bereits bei der Geburt erhalten. Das ist dann die »Grundkonstitution« oder auch »Prakriti« eines Menschen. Es gilt, die Doshas zu erhalten und zu stärken. Durch verschiedene Störungen des Gleichgewichts kommt es zur Veränderung und auch zur Verschleierung dieser Grundkonstitution, bei der andere Kräfte überwiegen. Ein guter Ayurveda-Therapeut unterscheidet

> **!** Die ayurvedische Konstitutionsbestimmung ist die Grundlage jeder therapeutischen Maßnahme und Empfehlung.

sehr gewissenhaft zwischen der Grundkonstitution (Prakriti) und der aktuellen krankhaften Konstitution (Vikriti).

Krankheit wird im Ayurveda als eine Störung des richtigen Verhältnisses zwischen den einzelnen Doshas gesehen. Krankheit ist also eine Störung der Grundkonstitution. Diese Störung kann durch äußere oder innere Einflüsse erfolgen. Die äußeren Einflüsse sind die Lebensweise und Ernährung. Die inneren Einflüsse sind psychische und seelische Prozesse.

WAS SIND DIE MERKMALE DER DREI DOSHA-TYPEN?

Die folgende Tabelle bietet eine Kurzauflistung der Merkmale der drei Doshas. Sie gibt nur einen ersten Überblick und erhebt keinen Anspruch auf Vollständigkeit. Ich möchte Ihnen hier nur eine Idee geben, welcher Dosha-Typ Sie möglicherweise sind.

Merkmale der Doshas			
Dosha-Typ	Prinzip und Sitz des Dosha	Körperliche Merkmale	Psychische Merkmale
Vata	Vata ist das Bewegungsprinzip im menschlichen Körper und setzt sich aus den Elementen Raum und Luft zusammen. Sein Prinzip ist die Luftigkeit und Beweglichkeit. Sitz: unterhalb des Bauchnabels	Vata-Menschen bewegen sich schnell, sprechen schnell und viel. Sie sind unruhig bis nervös und unstetig. Trockene, raue, rissige Haut, brüchige Nägel, Schuppen, trockene, spröde Haare, hervorstehende Venen. Sie sind schlank bis dünn, feingliedrig und sehr beweglich, oftmals hypermobile Gelenke. Häufig knacken die Gelenke, auch die Kiefergelenke.	Diese Menschen sind sehr wach und aktiv, können aber auch ungeduldig und unzuverlässig sein. Sie frieren schnell. Sie haben eine sehr unregelmäßige Nahrungsaufnahme, unregelmäßige Verdauung und unregelmäßigen Schlaf. Insgesamt ist die Unregelmäßigkeit vorherrschend. Sie sind sensibel, kreativ, künstlerisch und schnell begeisterungsfähig. Sie machen sich leicht Sorgen, sind ängstlich.

Pitta	Pitta ist das Umsetzungsprinzip im menschlichen Körper und setzt sich aus den Elementen Feuer und Wasser zusammen. Pitta hat Verbindung zum Drüsen- und Enzymsystem und damit zum Stoffwechsel. Der Köper ist häufig sehr muskulös und gut trainiert. Sitz: zwischen Herz und Nabel	Pitta-Menschen sind hitzig, bewegen sich viel und gerne, haben gelbliche Haut mit Falten. Sie ergrauen früh, schwitzen viel und riechen dabei stark, haben häufig Mundgeruch. Dies sind alles Zeichen des schnellen Stoffwechsels und der schnellen Verdauung.	Diese Menschen sind intelligent, dominant, meist unbeugsam, sehr stark belastbar und stabil. Sie kommen mit wenig Schlaf aus und neigen dazu, zu spät ins Bett zu gehen. Sie verausgaben sich häufig, da sie bis zur Erschöpfung Tätigkeiten nachgehen, ob beim Sport oder in der Arbeit. Sie sind leidenschaftlich, ehrgeizig, mutig, aber auch wütend, machtsüchtig und aggressiv.
Kapha	Kapha ist das erhaltende und stabilisierende Prinzip. Es setzt sich aus den Elementen Wasser und Erde zusammen. Kapha trägt die Funktion des Lymph- und Immunsystems und ist über das Skelett und die Zellstruktur an der Formgebung des Körpers beteiligt. Sitz: oberhalb des Herzens	Kapha-Menschen haben einen stabilen, festen, kurvigen Körperbau, strahlende Haut, feste, dicke Haare. Sie sind wohlproportioniert, neigen jedoch zu Übergewicht.	Diese Menschen sind besonders geduldig, schön, stark, selbstkontrolliert, vergebend, pflichtbewusst. Sie sind aufrichtig und konstant in ihren Beziehungen. Sie können auch schwerfällig, langsam und faul sein.

WELCHER DOSHA-TYP BIN ICH? DER SELBSTTEST

Das Wissen um den eigenen Dosha-Typ ist zwar nicht unbedingt notwendig, aber es macht es uns leichter, uns besser zu verstehen. Je besser wir uns unseres Selbst bewusst sind, desto besser und effektiver können wir das tun, was unserer Gesundheit guttut und unser Wohlergehen fördert. Wir verstehen, dass ein anderer, vielleicht unser Partner oder die Kinder, etwas ganz anderes für das jeweilige Wohlergehen benötigen.

Wenn wir unser vorherrschendes Dosha kennen, wissen wir, zu welchen Krankheiten wir eine Neigung haben, und können besser auf uns achtgeben. Wir erkennen schneller, wenn wir aus dem Gleichgewicht geraten.

Der folgende Selbsttest kann Ihnen dabei helfen, Ihren Dosha-Typ zu bestimmen. Lesen Sie bitte die Beschreibung genau durch und treffen Sie eine Entscheidung, welche am besten zu Ihnen passt. Sollten Sie sich bei einer Frage gar nicht entscheiden können, lassen Sie diese aus. Am Ende zählen Sie die Anzahl der Kreuze für das jeweilige Dosha zusammen und erhalten so Ihre Konstitution. Denken Sie daran, dass es sehr viele unterschiedliche Mischtypen gibt. Die Konstitution, in der Sie die meisten Kreuze gemacht haben, ist Ihre Hauptkonstitution.

Dosha-Selbsttest

Merkmale	Vata		Pitta		Kapha	
Körperbau	hager, hervorstehende Knochen, sichtbare Sehnen und Adern		mittelgroß, durchschnittlich		stämmig, schwer, dominant, wohlproportioniert	
Hautfärbung	matt, dunkel		kupferfarben, rötlich		hell	
Haut	trocken, rau, rissig		rosafarben, feucht, warm, Muttermale, Sommersprossen		dick, feucht, glatt, weich, kalt	

Dosha-Selbsttest						
Merkmale	Vata		Pitta		Kapha	
Haare	wenig, trocken, rau, spröde		blond, rötlich, hellbraun, werden früh grau, Neigung zum Haarausfall und zur Glatze		viele Haare, weich, kräftig, gelockt, schwarz	
Gesicht	hervorstehende Wangenknochen, unruhige Augenbrauen und Augen		schlaff, Neigung zu Falten		wohlgenährt, rundlich bis breit	
Mund	schmale, rissige, trockene Lippen		mittelgroße Lippen, Neigung zu Mundgeruch und Mundschleimhautentzündungen		dicke, glatte, feste Lippen	
Zähne	ungerade, raue, rissige Zähne		keine Besonderheiten		stabil, wohlgeformt, gerade	
Oberkörper	schmal, flach, klein		durchschnittlich gut gebaut, muskulös		breit, fest, gut gebaut	
Hände	rau, trocken, unruhig, hervorstehende Adern und Gelenke		warm, rosig, feucht		groß, dick, fest	
Beine	dünn, vorstehende Adern und Gelenke		durchschnittlich bis muskulös entwickelt		dick, fest, rund	
Füße	klein, dünn, trocken, rau, rissig, unruhig		weich, warm, feucht		groß, dick, fest	
Nägel	dünn, klein, trocken, rau		weich, glatt, rosig		dick, groß, glatt, weiß	
Gelenke	trocken, instabil, machen Knackgeräusche		mittelgroß, nicht auffällig		groß, stabil, fest, gut gebaut	

Dosha-Selbsttest						
Merkmale	**Vata**		**Pitta**		**Kapha**	
Muskulatur	wenig ausgeprägt		locker, gut ausgeprägt		fest bis dick	
Urin	wenig, oft Schwierigkeiten beim Absetzen		viel, gelblich bis dunkel, gelegentlich brennend		farblos, durchschnittliche Menge	
Stuhl	hart, trocken, schwierig abzusetzen, Neigung zur Verstopfung		viel, locker, weich		geformt, durchschnittliche Menge, manchmal schleimig, ölig	
Schweiß	wenig		strenger Geruch		durchschnittlich	
Appetit	unregelmäßig		stark, starker Durst		wenig, konstant	
Stimme	leise, schwach, rau, gebrochen, angestrengt, stotternd		scharf, durchdringend		tief, wohlklingend	
Sprechweise	schnell, häufiger Themenwechsel, Neigung zur Geschwätzigkeit		fließend, klar argumentierend, überzeugend, guter Redner		langsam, bleibt beim Thema, folgerichtig, durchdacht	
Ticks	Nägelkauen, Zuckungen		eher keine		keine	
Gangart	unruhig, schnell		zielstrebig		langsam, stetig, konstant	
Körperkraft	schwach		durchschnittlich, schwer zu bändigen		super, exzellent	
Abwehrkraft	schwach		durchschnittlich bis gut		exzellent	
Schlaf	wenig (< 6 h)		durchschnittlich (üblicherweise 7 h)		lang (> 8 h)	
Empfindlichkeit	trockene Kälte, Wind		Hitze, Sonne		feuchte Kälte	

Dosha-Selbsttest

Merkmale	Vata		Pitta		Kapha	
Krankheiten	Schmerzen aller Art, Nervenkrankheiten, psychische Krankheiten		Fieber, Entzündungen		Übergewicht, Diabetes mellitus	
Einstellung	unentschlossen, sprunghaft, unzuverlässig, viele unterschiedliche Tätigkeiten werden begonnen, aber nicht zu Ende geführt		bestimmt, hitzig, zielstrebig, wetteifernd, stur, erfolgsorientiert, entschlossen		langsam, entschieden, bestimmt	
Verhalten	neidisch, eifersüchtig, instabil, wechselhafte Werte		aggressiv, schnell verärgert, streng, furchtlos, entschlossen		gütig, freigiebig, geduldig, tolerant, religiös, zufrieden, treu	
Intelligenz	durchschnittliche bis schnelle Auffassungsgabe		exzellent, analytisch, schnelle Auffassungsgabe		gut	
Gedächtnis	vergesslich		gut		exzellent	
Beziehungen	wechselnd, viele Bekannte, aber wenige Freunde		durchschnittlich		stabile, lange Freundschaften und Beziehungen	
Gefühle	nervös, ängstlich, sorgenvoll, leicht reizbar, instabile Gefühlswelt, kreativ		aggressiv, zornig, ungeduldig		ruhig, gelassen, emotional stabil	
Träume	vom Fliegen, Klettern, Albträume, Verfolgung		Objekte, Gold, Feuer, Blitze		Orte mit Wasser	
Ergebnis						

Nun kennen Sie sich wieder etwas besser. Vermutlich erkennen Sie Zusammenhänge, die einfach zu Ihrer Konstitution gehören, und können sich nun damit aussöhnen, dass Sie zum Beispiel einen unregelmäßigen Appetit, trockene Haut, schiefe Zähne haben und zur Vergesslichkeit neigen, weil Sie erkennen, dass Sie viel Vata in sich tragen. Möglicherweise haben Sie aber auch die eine oder andere Schwachstelle erkannt und können in Zukunft noch besser auf sich achtgeben. Möglicherweise haben Sie erkannt, dass Ihre Nervosität und Gereiztheit ein Übermaß an Vata bedeutet. Um dieses Übermaß zu reduzieren, wäre es nicht sinnvoll, noch mehr Vata in Ihr System zu geben, sondern eher erdende Maßnahmen durchzuführen, wie zum Beispiel ein ruhiges, gehaltvolles Essen.

Im nächsten Abschnitt habe ich für Sie herausgearbeitet, wie sich ein Zuviel der jeweiligen Energien auswirken kann. Ich halte dieses Wissen für wichtig, denn es hilft uns, das Richtige für unsere Heilung zu tun. So sollten Sie wissen, dass Schmerzen jeglicher Art im Ayurveda als Vata-Krankheiten bezeichnet werden. Entzündungen und Fieber sind Pitta-Krankheiten und Übergewicht, Trägheit und Erkrankungen, die daraus folgen, sind Kapha-Krankheiten.

Bitte erinnern Sie sich, dass im Ayurveda die *Ursache* behandelt wird. Was so viel bedeutet wie: Bei zu viel Vata sollte Vata reduziert werden, bei zu viel Pitta eben Pitta und bei zu viel Kapha sollte eben diese Kraft reduziert werden. Dies erscheint teilweise sehr logisch, allerdings nur, wenn wir diese Sichtweise einnehmen. Bezogen auf Kapha bedeutet das: Wenn Sie übergewichtig sind, weil Sie keinen Sport treiben und nur auf dem Sofa liegen und essen, brauchen Sie eine Reduktion davon – also eine Reduktion an Kapha und eine Erhöhung an Bewegung – also Vata. Haben Sie Schmerzen, zum Beispiel Kopfschmerzen, sollten Sie sich etwas Ruhe gönnen. Was macht der moderne Mensch jedoch stattdessen? Er nimmt eine Kopfschmerztablette und läuft weiter.

Schauen wir uns einmal die chronische Zahnfleischentzündung – die Parodontitis – an. Wir wissen nun, dass Entzündungen Pitta-Krankheiten sind. Wenn Sie sich nun als Nächstes vor Augen führen, aus welchen Elementen die Pitta-Kraft besteht, nämlich aus Feuer und Wasser, wird Ihnen sofort klar, dass Sie mit Pflegemitteln und auch Nahrung, die viel Feuer – also Schärfe – enthalten, ganz falsch liegen. Die meisten Menschen tun jedoch genau das. Bei einer Zahnfleischentzündung desinfizieren sie den Mund noch stärker und noch häufiger. Auf diese Weise wird jedoch die Entzündung nicht verschwinden. Sie wird stärker.

JEDES ZUVIEL IST SCHÄDLICH

Ein Übermaß an Vata äußert sich folgendermaßen:

- Schmerzen aller Art
- Störungen des Nervensystems
- Lähmungen
- Empfindungsstörungen
- Trockene Haut und Schleimhaut
- Trockener Stuhl, wenig Urin
- Steifheit der Gelenke
- Unruhe
- Schlafstörungen
- Blähungen
- Verstopfung
- Aufstoßen
- Essstörungen
- Spannungskopfschmerzen

Ein Übermaß an Pitta äußert sich folgendermaßen:

- Hitzewallungen
- Fieber
- Entzündungen aller Art – auch Zahnfleischentzündungen!
- Autoimmunerkrankungen
- Übler Geschmack im Mund
- Ständiger Hunger und Durst
- Geschwüre der Haut und Schleimhaut (besonders im Verdauungstrakt)
- Verschlackung des Blutes
- Leberentzündung
- Hautkrankheiten mit Pigmentstörungen
- Sehschwäche, Sehstörungen

Ein Übermaß an Kapha äußert sich folgendermaßen:

- Entgleisungen des Lymph- und Immunsystems
- Trägheit
- Schläfrigkeit
- Schweregefühl
- Verdauungsschwäche
- Adipositas
- Wasseransammlungen
- Bluthochdruck
- Schwindel mit Übelkeit
- Kälte
- Herzkrankheiten
- Hautausschläge mit Juckreiz
- Zungenbelag
- Starker Speichelfluss

WIE REAGIEREN DIE DOSHA-TYPEN AUF STRESS?

Auch auf Stress reagieren die Dosha-Typen unterschiedlich. Da in Stress allgegenwärtig ist, macht es Sinn, auch in diesem Zusammenhang seine persönliche Konstitution und Reaktion zu kennen. Dann sind wir möglicherweise in der Lage, ruhiger zu reagieren und resistenter zu werden. Dies trägt zu unserer Gesundheit bei.

Vata und Stress

Vata reagiert besonders empfindlich auf Stress. Vata hat sprichwörtlich einen Durchzug an Gedanken und Aufgaben, die alle gleichzeitig erledigt werden wollen. Vata-Menschen laufen häufig Gefahr, die Grenzen des guten Stresses zu übersehen und auszubrennen. Daher sind die folgenden Tipps für sie besonders wichtig.

Pitta und Stress

Pitta braucht ein bestimmtes Maß an Stress. Pitta-Menschen sind Macher. Sie suchen den Wettbewerb. Sie können mit Stressphasen am besten umgehen. Aus diesem Grund merkt Pitta erst sehr spät, wenn das Maß voll ist. Sehr gerne werden betäubende Substanzen wie Alkohol zum Ausgleich genommen. Pitta-Menschen werden meist durch ernste Erkrankungen gebremst. Dies muss nicht sein, wenn Pitta lernt, auch auf seinen Körper zu hören.

Tipps gegen Stress für Vata-Menschen

- Regelmäßige und warme Mahlzeiten
- Ausreichend Zeit für die Mahlzeiten
- Ruhe, Regelmäßigkeit, Stabilität
- Regelmäßiger Tag-Nacht-Rhythmus
- Erdende Tätigkeiten in der Natur wie Spaziergänge, Wanderungen
- Yoga
- Meditation
- Warme Ölmassagen

Tipps gegen Stress für Pitta-Menschen

- Regelmäßige Mahlzeiten
- Keine scharf gewürzten Speisen
- Kein Alkohol
- Täglicher Sport
- Bewusste Pausen
- Meditation
- Yoga
- Naturerlebnisse
- Kühlende Massagen mit Kokosöl

Kapha und Stress

Kapha bringt so schnell nichts aus der Ruhe. Kapha-Menschen sind von Natur aus sehr geerdet, geduldig und stressresistent. Sie lieben Routinen und Strukturen, brauchen keine Herausforderungen und Wettkämpfe. Meist reagiert der Kapha-Mensch bei einem Übermaß an Stress mit einer Schockstarre und macht nichts mehr. Das Einzige, was er tut, ist essen. Dies führt häufig zu Übergewicht.

Tipps gegen Stress für Kapha-Menschen

- Leichte Speisen
- Bewegung und Sport
- Aktivierende Massagen
- Aktivierendes Yoga
- Fasten- und Entschlackungstage
- Kühlende Massagen mit Kokosöl

Ayurveda und Routinen

Nach den ayurvedischen Kriterien haben die meisten Krankheiten ihren Ursprung in unserer Lebensweise. Nachdem wir nun unsere Konstitution ermittelt haben und wissen, welche Störungen ein Übermaß einer bestimmten Dosha-Kraft verursacht, wird es Zeit, uns mit der Erhaltung bzw. Wiederherstellung unserer Gesundheit zu beschäftigen.

Wenn es um die Manifestation unserer Gesundheit geht, gelingt dies am besten, wenn sie leichtfällt und wir uns nicht ständig ermahnen müssen und sozusagen intuitiv und aus Gewohnheit das Richtige tun. Wir putzen uns aus Gewohnheit die Zähne. Um ins Badezimmer zu gehen und die Zähne zu putzen, müssen wir uns nicht mehr ermahnen – zumindest als Erwachsener nicht. Als Kind wurde uns dies jedoch antrainiert. Wir wurden konditioniert. Das sitzt. Es ist eine Gewohnheit geworden – eine positive zudem. Selbstverständlich können wir uns auch negative Gewohnheiten aneignen. Wenn wir zum Beispiel gewohnheitsmäßig jeden Abend ein Glas Wein trinken, können wir ohne dieses Glas nicht mehr einschlafen. Diese Gewohnheit ist unserer Gesundheit jedoch nicht zuträglich. Um eine Gewohnheit zu manifestieren, braucht es mindestens 30 Tage. Wir hinterfragen diese Tätigkeit dann nicht mehr. Auf diese Weise können wir uns gute Gewohnheiten, die unserer Gesundheit dienlich sind, aneignen. Aus diesem Grund ist das Gesundheitsprogramm dieses Buches auch 30 Tage lang.

Der Ayurveda arbeitet sehr viel mit positiven Gewohnheiten, weil eben die meisten Störungen und Krankheitsentstehungen aus unserer Lebensweise herrühren und unser Leben eine Aneinanderreihung von Gewohnheiten ist. Im Ayurveda werden diese Gewohnheiten »Routinen« genannt. Viele Menschen verbinden den Ayurveda mit vielen unbequemen Routinen. Eine Routine muss jedoch nicht unbequem sein. Sie soll uns nur helfen, gewohnheitsmäßig das Richtige zu tun. Sehr häufig übersehen wir, dass wir jede Angewohnheit auch ändern können. Alles, was wir uns einmal angewöhnt haben, können wir uns wieder abgewöhnen. Der erste Schritt dafür ist die

Bewusstwerdung. Nehmen wir einmal an, Sie haben es sich angewöhnt, morgens als Erstes eine Zigarette zu rauchen. Dann ist dies eine Angewohnheit – oder auf Ayurvedisch Routine. Diese Routine tut Ihnen und Ihrer Gesundheit nicht gut. Wenn Sie dies erkennen, können Sie sich vornehmen, es einfach nicht mehr zu tun. Das ist der erste Schritt. Noch einfacher ist es, wenn Sie diese Angewohnheit durch eine andere, die Ihrer Gesundheit zuträglich ist, ersetzen. Möglicherweise könnten Sie joggen gehen oder auf dem Balkon Pranayama (Atemübungen) durchführen. Das würde Sie vom Rauchen ablenken und wäre Ihrer Gesundheit zuträglich.

Weil wir Menschen Teil der Natur sind, unterliegen wir ebenso verschiedenen Rhythmen und Abläufen – ob wir das wollen oder nicht. In der ayurvedischen Heillehre wurde dies sehr genau beobachtet und in Form von Empfehlungen für die Gesunderhaltung unseres Lebens zusammengetragen. Da der Ayurveda nie nur den Körper betrachtet, sondern immer die Gesamtheit von Körper, Geist und Seele, beziehen sich diese Empfehlungen auf alle Ebenen und sind daher sehr wertvoll. Dabei geht es nicht darum, wie ein Musterschüler alle Regeln zu befolgen. Es sind immer Empfehlungen. Sie dürfen für sich entscheiden, welche der Empfehlungen aus dem Ayurveda Sie annehmen möchten und welche im Moment nicht in Ihr Leben passen.

Diese Empfehlungen sind auch eine gute Orientierung, wenn Sie einmal aus dem Gleichgewicht gekommen sind und unterschiedliche Symptome des Körpers oder des Geistes Ihnen dies zeigen, Sie jedoch keine Ahnung haben, was gerade nicht gut läuft. Die Aussage »Die Ärzte finden nichts« höre ich relativ häufig. Die Ärzte finden dann nichts, wenn die diagnostischen Möglichkeiten nichts darstellen. Dies ist ein Zeichen für Sie: Der Schaden ist noch nicht so groß, dass es zu einer Organveränderung gekommen ist. Nun liegt es an Ihnen herauszufinden, an welcher Stelle Sie nicht im Gleichgewicht sind. Diese Aufgabe kann kein Arzt für Sie übernehmen.

! Weil wir als Menschen unterschiedlichen Rhythmen unterliegen, beschreibt der Ayurveda verschiedene empfehlenswerte Routinen für den Tag, das Jahr und das Leben.

Die im Folgenden vorgestellten Routinen passen möglicherweise nicht alle in unser modernes Leben. Die meisten sind jedoch sehr wertvoll. Es lohnt sich, zumindest darüber nachzudenken. Ich möchte Ihnen einige ausgewählte Empfehlungen für sinnvolle ayurvedische Routinen geben. Entscheiden Sie bitte für sich, welche davon Sie übernehmen wollen. Gehen Sie langsam und geduldig vor. Alles braucht Zeit. Sein Leben von jetzt auf gleich umzuwerfen, ist meistens nicht möglich und häufig auch nicht sinnvoll. Wenn Sie sich überfordern, werden Sie aufgeben und erleben, dass nach einem halben Jahr nichts mehr hängen geblieben ist. Besser ist, Sie nehmen sich für einen Monat ein bis zwei Maßnahmen vor. Wenn diese dann sitzen, können Sie sich die nächsten vornehmen.

EMPFEHLUNGEN FÜR DEN TAGESABLAUF

Gemäß Ayurveda wird der Tagesverlauf von den drei Doshas abwechselnd beeinflusst. Wenn Sie das wissen und sich daran orientieren, werden Sie erleben, dass der Tag harmonischer und leichter wird. Denn während dieser Zeit spüren wir die ureigensten Eigenschaf-

DOSHA-UHR

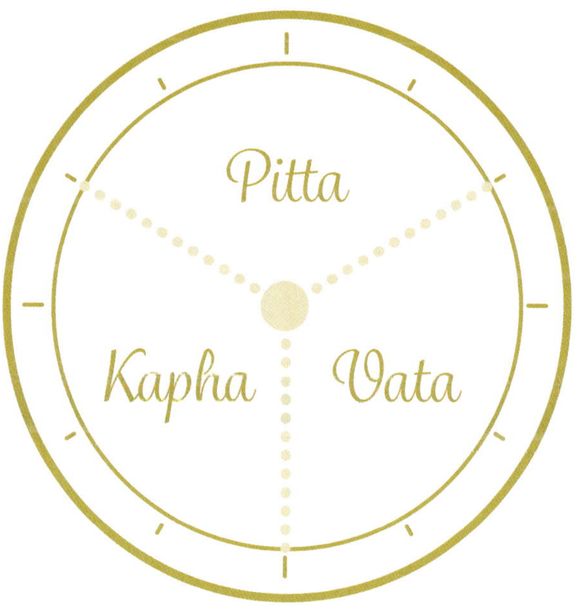

Die Doshas im Tagesverlauf

ten genau dieser Doshas. Manchmal spüren wir sie ganz deutlich – besonders wenn wir uns ihrer bewusst sind, manchmal auch nur unterschwellig.

Es ist sinnvoll, seinen Tagesablauf im Einklang mit den Doshas zu gestalten, ebenso wie wir dies mit den Jahreszeiten tun. Dann haben wir mehr Energie zur Verfügung. Vieles machen wir bereits intuitiv aus unserer inneren Uhr heraus. Nur dann, wenn wir nicht in uns hineinhorchen und diese innere Uhr nicht mehr hören oder bewusst nicht auf sie achten, geschieht es, dass wir den Zugang zu uns selbst und den Dingen, die wir intuitiv tun würden, verlieren. In einem solchen Fall macht es Sinn, den Empfehlungen des Ayurveda bewusst zu folgen und seine eigene Intuition wiederzufinden.

Während der nächtlichen Vata-Zeit ist unser Schlaf leicht. Viele Menschen wachen daher zwischen 2 und 6 Uhr morgens häufiger auf, viele müssen um diese Zeit auf die Toilette. Vata ist das Bewegungsprinzip im Körper. Daher wird während dieser Zeit besonders viel transportiert. Die Schlackstoffe müssen ausgeschieden werden und werden daher zu den entsprechenden Ausscheidungsorganen transportiert. Während dieser Zeit träumen wir auch viel und können uns häufig auch an diese Träume erinnern. Während des Träumens verarbeiten wir unseren Tag. Auch das ist wichtig. Es ist gewissermaßen eine Reinigung für unseren Geist. Diese zweite Nachthälfte dient bereits der Vorbereitung für den nächsten Tag.

Wenn dann um 6 Uhr morgens die Kapha-Phase beginnt, ist das die ideale Zeit für eine ausgeglichene Morgenroutine. Dies ist dann schon die erste Routine, die der Ayurveda empfiehlt.

Meist frühstücken wir während der Kapha-Phase. Da zu dieser Zeit unser Verdauungsfeuer (also die Magensäfte) noch nicht auf Hochtouren laufen,

Tipp für die Vata-Phase

Da Vata für Bewegung, Luft und frei werdende Energie steht, stehen wir idealerweise zum Ende der Vata-Phase auf. Dann nehmen wir diese Energie gleich mit in den Tag.

Tipp für die Kapha-Phase

Führen Sie bis 10 Uhr die Aufgaben aus, die besonders viel Geduld und Konzentration erfordern, und auch diejenigen, die Sie nicht so gerne mögen, vor denen Sie sich möglicherweise gerne drücken. Das Kapha-Dosha versorgt Sie mit der nötigen Geduld und Disziplin.

sollte das Frühstück warm und leicht verdaulich sein. Es eignen sich besonders gut warme Getreidebreie. Kalte und schwere Speisen würden die Verdauung in dieser Phase zu sehr belasten und zum Abführen von übermäßig viel Energie für die Verdauung führen. Diese Energie würde uns dann bei anderen Tätigkeiten möglicherweise fehlen.

Die Kapha-Phase dauert bis 10 Uhr an. In dieser Zeit sind wir besonders belastbar und können daher Aufgaben, die viel Geduld und Konzentration erfordern, ausführen.

In der Mittagszeit ist Pitta die vorherrschende Kraft. Sie wird bereits ab 10 Uhr wirksam und löst Kapha ab. Während der Pitta-Zeit sind wir besonders energiegeladen und schieben Dinge an. Wir bringen Aufgaben fokussiert und zügig zu Ende. In dieser Zeit vor dem Mittagessen sind wir besonders produktiv. Diese Zeit eignet sich am besten dafür, neue Aufgaben und neue Projekte voranzutreiben und den Schreibtisch quasi leer zu arbeiten oder um produktive Gespräche zu führen.

Da zur Mittagszeit das Verdauungsfeuer (die Verdauungssäfte) am besten ist,

Tipp für die Pitta-Phase

Wenn Sie Projekte anschieben oder zügig produktive Gespräche führen wollen, so eignet sich besonders die Zeit zwischen 10 und 12 Uhr dafür. In dieser Zeit haben Sie die schnellsten Ergebnisse des Vormittags.

sollte in dieser Zeit die Hauptmahlzeit des Tages eingenommen werden. Diese sollte reichhaltig sein, uns jedoch nicht lahmlegen.

Im Ayurveda wird vom Mittagsschlaf abgeraten, da dieser das Verdauungsfeuer reduziert. Allenfalls ist ein ganz kurzer Powernap »erlaubt«. Das Ausruhen (ohne zu schlafen) nach dem Essen wird auch im Ayurveda empfohlen. Sehr geeignet dafür sind eine Meditation oder ein Spaziergang in der Natur.

Nach dieser Mittagszeit folgt wieder eine Vata-Phase von 14 bis 18 Uhr. In dieser Zeit sind wir wieder besonders kreativ, kommunikativ und in Bewegung. Diese Zeit eignet sich besonders für Kommunikation jeglicher Art. Sie lernen leichter Menschen kennen, können Ihrem Sport nachgehen, einkaufen und viele andere Dinge tun, bei denen Sie sich bewegen. Kindern fällt es besonders schwer, während dieser Zeit still zu sitzen.

Ab 18 Uhr wird das Kapha-Dosha wieder aktiv. Wir werden ruhiger. Das ist die Zeit des »Feierabends«. Die meisten Menschen haben um diese Zeit Ihre Arbeitsstätte verlassen und sind daheim oder auf dem Heimweg. Unsere Aufmerksamkeit sinkt. In dieser Zeit ist es ungünstig, einen komplizierten Vorgang zu erlernen. Das ist die Zeit der Entspannung. Zu dieser Zeit können Sie gut eine Yogastunde besuchen oder einen anderen moderaten Sport ausführen.

Unser Abendessen fällt in die Kapha-Zeit und sollte daher nicht zu schwer, sondern eher leicht verdaulich sein.

Das nächtliche Pitta-Dosha hat als hauptsächliche Aufgabe, die wichtigen Stoffwechselvorgänge voranzutreiben. Während wir schlafen, ist unser Körper in höchster Aktivität. Zellerneuerung, Zellregeneration, Reparatur, Produktion von Hormonen und viele weitere Prozesse finden während dieser Zeit

Tipp für die Vata-Phase

Wenn Sie neue Menschen kennenlernen möchten, tun Sie dies am leichtesten in der besonders kommunikativen Vata-Zeit am Nachmittag. Diese Zeit eignet sich auch sehr gut für neue Geschäftskontakte.

Tipp für die Kapha-Phase

Es lohnt sich, während der Kapha-Zeit ins Bett zu gehen. Wenn Sie vor oder gegen 22 Uhr ins Bett gehen, nehmen Sie die Schwere der Kapha-Phase mit und schlafen leichter ein. Wenn Sie bis 23 Uhr warten, sind Sie dagegen wieder in der aktiven Pitta-Phase und können vermutlich schlechter einschlafen.

statt. In unserem Körper herrscht geschäftiges Treiben, während wir von außen betrachtet in Ruhe sind. In dieser ersten Nachthälfte schlafen wir tiefer. Auf diese Weise erfährt auch der Geist ein Abschalten und eine Regeneration. Diese erste Nachthälfte dient der Regeneration.

Dies empfiehlt der Ayurveda für die Tagesroutine:

- Frühes Aufstehen während der Vata-Phase noch vor dem Sonnenaufgang
- Vormittags während der Kapha-Phase: Aufgaben ausführen, die ein konzentriertes und geduldiges Arbeiten erfordern.
- Während der Pitta-Zeit ein gutes ausgewogenes Mittagessen als Hauptmahlzeit einnehmen.
- Im Anschluss: Spazierganz oder Meditation
- Nachmittags während der Vata-Phase: Kreativzeit, Zeit für Freunde, Geschäftspartner, Sport
- Leichtes Abendessen bis 19 Uhr
- Vor der Pitta-Phase schlafen gehen

! Geben wir unserem Körper zu wenig Schlaf, können die wichtigen Reparatur- und Erneuerungsprozesse nicht stattfinden. Sind wir über eine längere Zeitspanne zu spät schlafen gegangen, werden wir schneller krank und sind auch unausgeglichen. Dann fehlt uns die Regeneration für unseren Geist. Auch wenn wir zu spät oder zu schwer zu Abend gegessen haben, fehlt dem Körper die nötige Energie für Regeneration und Reparatur, weil diese für die nächtliche Verdauung benötigt wird.

Dies empfiehlt der Ayurveda als Morgenroutine:

- Morgens noch vor dem Sonnenaufgang während der Vata-Phase aufstehen. Dann ist die Natur noch voll aufgeladen mit Energie. Danach fangen alle Lebewesen an, diese aufzubrauchen.
- Nach dem Aufstehen 2–3 Gläser heißes Wasser (auch sehr gerne heißes Ingwerwasser) trinken. Dies aktiviert die Srotas (Transportkanäle), sodass Schlackstoffe besser abtransportiert und ausgeleitet werden können.
- Eine kurze Reinigung durchführen: Zungenreinigung und Nasenspülung
- Selbstmassage mit Sesamöl durchführen. Bitte nicht gleich duschen. Diese Ölmassage dient der Reinigung. Über die Haut werden viele Giftstoffe ausgeschieden und sollen im Öl gebunden werden. Es ist ideal, nach dem Einölen etwas zu schwitzen. Dies geschieht normalerweise nach dem nächsten Schritt.
- Einige Körperübungen durchführen. Besonders ratsam sind Yoga-Übungen, es kann aber selbstverständlich auch ein anderer moderater Sport sein.
- Meditieren.
- Warm duschen.
- Ein warmes leichtes Frühstück einnehmen.

Warum Zungenreinigung und Nasenspülung?

Durch die Zungenreinigung und die Nasenspülung wird dem Körper geholfen, Gifte und Schlacken auszuscheiden. Wie genau die Zungenreinigung inklusive **Ölziehen** funktioniert, erfahren Sie auf Seite 146.

Die klassische Nasenspülung (Nasya) ist ein Bestandteil der ayurvedischen Ausleitkur Panchakarma. Bei Verschleimungen der Nasennebenhöhlen (bedeutet Kapha-Überschuss) können Sie jedoch eine kleinere Variante zu Hause durchführen. Kochen Sie dazu einen halben Liter Wasser auf, geben Sie einen Esslöffel Steinsalz hinzu und inhalieren Sie diesen Wasserdampf. Die zweite Möglichkeit: Sie lassen das Wasser abkühlen, bis es lauwarm ist, und träufeln mit einer Pipette einige Tropfen in Ihre Nase und ziehen das Wasser ganz vorsichtig hoch. Sie sollten dies über einem Waschbecken tun, denn das Wasser fließt augenblicklich wieder heraus.

Bei beiden Varianten empfehle ich Ihnen, im Anschluss 2–3 Tropfen Sesamöl (Bioqualität!) mit einer Pipette in jedes Nasenloch zu träufeln und mit dem kleinen Finger zu verstreichen (so weit Sie in das Nasenloch kommen). Gestalten Sie eine solche Nasenreinigung als Kur für einige Tage. Es sollte keine

Dankbarkeitstagebuch

Führen Sie ein Dankbarkeitstagebuch. In dieses Büchlein tragen Sie jeden Tag ein, wofür Sie dankbar sind. Auch wenn es Ihnen am Anfang seltsam vorkommt und Ihnen möglicherweise nichts einfallen mag, werden Sie nach einer Weile feststellen, wie viel positiver Sie durch den Tag gehen. Sie werden nach Dingen suchen, für die Sie dankbar sein können, und Sie werden jeden Tag mehr solche Dinge finden. Auf diese Weise verschwinden nach und nach die schlechten, negativen Gedanken aus Ihrem Kopf. Das ist Gedankenhygiene.

Dauergewohnheit werden. Besonders empfehlenswert ist eine solche Kur bei Heuschnupfen oder Entzündungen der Nasennebenhöhlen.

Warum Meditation?

Im Ayurveda geht man davon aus, dass ein Großteil unseres Leidens durch negative Gedanken entsteht, in die wir uns verflechten, Die Meditation dient der Reinigung der Gedanken. Sie wird während der Kapha-Phase empfohlen, weil wir in dieser Zeit besonders ruhig und aufnahmebereit für positive Gedanken sind. Der Ayurveda empfiehlt die Kontrolle, nicht die Unterdrückung negativer Gedanken. Es nützt niemandem etwas, wenn jemand nach außen ruhig lächelt, innerlich jedoch vor Wut kocht – am allerwenigsten diesem Menschen selbst. Der Ayurveda empfiehlt, positive Gedanken zu kultivieren. Seien Sie jedoch nicht frustriert, wenn Sie dennoch immer wieder auch negative Gedanken haben. Das gehört zu unserem Menschsein dazu. Der Ayurveda empfiehlt die Meditation nicht ein einziges Mal, sondern täglich. Meditation darf zu Ihrer täglichen Routine werden.

JAHRESZEITLICHE EMPFEHLUNGEN

Die ayurvedischen Empfehlungen sind jedoch keinesfalls auf den Tag oder gar auf den Morgen begrenzt. Der Ayurveda spricht auch sehr deutliche jahreszeitliche Routinen aus. Denn nicht nur der Tag, das ganze Jahr ist durch den Zyklus der drei Haupt-Doshas geprägt.

Als abhängiger Bestandteil der Natur unterliegt der Mensch ebenso dem Rhythmus der Sonne und des Mondes – wobei wir uns beim jahreszeitlichen Rhythmus nicht strikt nach dem

Die Doshas im Laufe der Jahreszeiten

	Vata-Zeit Herbst und früher Winter	Kapha-Zeit Später Winter und früher Frühling	Pitta-Zeit Sommer
Kennzeichen der Zeit	Typisch für diese Zeit sind die Winde und ihre Dynamik, Trockenheit und Kühle. Wir erleben teilweise sehr starke Stürme, die uns sehr zusetzen. Nicht nur die Blätter trocknen aus, auch unsere Haut.	Es fängt neues Leben an. Wir sind jedoch noch träge und schwer. Wir spüren unseren »Winterspeck« und kommen schwer in die Gänge. Typisch für diese Zeit sind nasse Schneefälle und Feuchtigkeit.	In dieser Zeit herrschen Wärme und viel Energie aufgrund der Sonneneinstrahlung vor. Dadurch sind die Menschen voller Vitalität und guter Laune. Nur diejenigen, die ohnehin viel Pitta in sich tragen, fühlen sich manchmal überfordert und schlapp aufgrund von zu viel Wärme.
Empfehlungen	Das Vata-Dosha wird ausgeglichen durch Erdung, Wärme und viel Feuchtigkeit.	Das Kapha-Dosha gleichen wir gut aus, indem wir aktiv werden und in die Natur hinausgehen.	Das Pitta-Dosha wird am besten ausgeglichen durch kühlere Speisen und Getränke. Im Ayurveda gelten zimmerwarme Getränke bereits als kühl.
Speisen für diese Jahreszeit	Eintöpfe, Wurzelgemüse, Kürbisgerichte	Alles, was den Stoffwechsel ankurbelt: Ingwerwasser am Morgen, frische Kräuter, die jetzt neu wachsen, junges Gemüse wie Spinat, Blattgemüse, Spargel	Rohkost, Salate, Joghurt, Smoothies
Wohltaten für den Körper	Wärmende Massagen, zum Beispiel mit Sesamöl	Trockenmassage mit einem Luffahandschuh	Kühlendes Aloe-Vera-Gel

Kalender richten sollten, sondern nach der Natur. Wann sind wirklich Frühling, Sommer, Herbst und Winter? Der Ayurveda unterteilt das Jahr in sechs Abschnitte, die Rtus. Die Rtus sind keine Jahreszeiten, wie oftmals angenommen, sondern Abschnitte von jeweils zwei Monaten, die sich am Lauf der Sonne durch die zwölf Tierkreiszeichen orientieren.

Im Ayurveda finden wir entsprechend jeder Jahreszeit ebenso Empfehlungen, um die entsprechend vorherrschende Energie besser ausgleichen zu können – wenn wir dies nicht ohnehin bereits intuitiv tun. Je mehr wir uns nämlich in der Natur aufhalten können, spüren wir intuitiv, welche Phase gerade dominant ist und was uns guttut. Ich möchte Sie hiermit auffordern, möglichst viel Zeit in der Natur zu verbringen und Ihrer eigenen Intuition zu vertrauen.

Die nebenstehende Tabelle gibt einen Überblick über die Jahreseinteilung entsprechend der jeweils vorherrschenden Dosha-Kraft und die zugehörigen Empfehlungen.

Neben dem Jahresverlauf ist übrigens auch der Lebenslauf eines Menschen von den Einflüssen der jeweiligen Doshas beeinflusst:

- Kapha herrscht während der Kindheit vor. In dieser Zeit geht es um Gewebeaufbau und Wachstum.
- Pitta herrscht im mittleren Lebensstadium vor. Wir sind sehr geschäftig und erledigen eines nach dem anderen. Wir arbeiten fokussiert und erreichen viel.
- Vata herrscht im Alter vor. Das ist die Zeit, in der die Gelenke anfangen zu knacken, die Haut trocken wird und die Haare grau werden.

Ayurveda und Ernährung

Kaum ein anderer Faktor nimmt so viel Einfluss auf unsere Gesundheit wie das, was wir täglich zu uns nehmen – unsere Ernährung. Nur wenn wir ausreichend Vitalstoffe zu uns nehmen, können wir gesunde Zähne und ein straffes Zahnfleisch erhalten.

Da der Mensch im Ayurveda als Einheit von Körper, Geist und Seele angesehen wird, geht es bei der Ernährung auch immer um die Ernährung aller drei Bereiche, denn sie unterstützen und bedingen sich gegenseitig.

Im Ayurveda geht es nie nur um das, was auf unserem Teller liegt.

Unsere Ernährung ist die Quelle unserer körperlichen und emotionalen Gesundheit und Zufriedenheit. Das, was wir essen, und wie wir es essen, entscheidet über die Qualität und Ausprägung unserer Konstitution. Nahrung kann Heilung und Heilmittel sein. Ist sie schädlich für uns, kann sie auch das leiseste Gift sein, welches wir täglich freiwillig zu uns nehmen. Unsere Leistungsfähigkeit und Lebensfreude sind untrennbar mit unserer Ernährung verbunden.

Unsere Lebens- und Ernährungsgewohnheiten spiegeln sich in unseren Krankheiten und Beschwerden wider. Diese richtig zu interpretieren und – wenn notwendig – zu korrigieren ist Ziel des Ayurveda, wenn es darum geht, Gesundheit zu manifestieren.

Unser Körper benötigt bestimmte Baustoffe, Vitalstoffe, Mineralien und Vitamine für sein Wachstum, die Zellentwicklung und Regeneration. Es ist daher von Vorteil für unsere Gesundheit, wenn wir wissen, was unser Körper benötigt. Darüber hinaus weiß der Ayurveda, dass es nicht nur darauf ankommt, dem Körper das Notwendige zu geben: Wir müssen es ihm auch in einer für ihn verwertbaren Form geben.

Sie kennen sicherlich den Spruch: »Du bist, was du isst.« Auf Ayurvedisch heißt das: »Du bist, was du verdauen kannst.« Denn nur, wenn wir etwas verdauen können, können wir es als Bausteine in unserem Körper verwerten. So ist es für unseren Körper zwar schön, wenn wir eine Karotte essen, jedoch können wir die in ihr enthaltenen fettlöslichen Vitamine erst verwerten, wenn wir dazu etwas Fett aufnehmen.

Der Ayurveda hat uns also gelehrt, dass der Weg zur richtigen und somit gesundheitsfördernden Ernährung über die Verdauung geht. Weiterhin wird im Ayurveda darauf geachtet, dass die Abbauprodukte – also Schlacken – sich nicht unnötig ansammeln. Die ayurvedischen Ernährungsregeln basieren auf den grundlegenden Stoffwechselprinzipien und gewährleisten, dass die Nahrungsmittel optimal verdaut werden. Die Auswahl und Zusammenstellung der Speisen und Gewürze sollte unter Berücksichtigung der individuellen Konstitution erfolgen. Auf diese

> **!** Ayurvedische Ernährung ist auch Medizin, denn entsprechend dem Gesundheitszustand können spezielle Kuren, Gewürze und Kräuter den Heilprozess fördern.

Weise wird der Körper vital, gesund und leistungsfähig, der Geist stabil und wach.

Die ayurvedische Ernährung ist daher typgerecht. Sie ist auf die entsprechende Konstitution und die möglichen Erkrankungen ausgerichtet. Sie ist alltagsgerecht und undogmatisch. Entgegen vieler Meinungen ist die ayurvedische Küche nicht kompliziert. Sie enthält viele einfache Rezepte, die mit einfachen Mitteln individualisiert werden können. Zusätzlich schreibt Ayurveda nicht vor, wie eine Speise auszusehen hat. Entsprechend dem individuellen Geschmack kann jede Speise variiert werden. Die ayurvedische Küche ist saisonal und regional. Ayurvedisch zu kochen bedeutet keinesfalls, indisch und immer nur indisch zu kochen. Die Nahrungsmittel werden entsprechend den Jahreszeiten und Lebensphasen ausgewählt und zubereitet. Da wir jeweils von der Natur das geschenkt bekommen, was unser Körper gerade benötigt, sind regionale Gemüsesorten und Kräuter anderen Nahrungsmitteln vorzuziehen.

DIE WICHTIGSTEN REGELN DER AYURVEDISCHEN ERNÄHRUNG

Ayurveda bevorzugt eine vegetarische Ernährung, in der der Eiweißbedarf vorwiegend durch Hülsenfrüchte gedeckt wird. Optimalerweise sind in einem ayurvedischen Gericht alle sechs Geschmacksrichtungen vertreten. Dann gilt die Speise als besonders ausgleichend und harmonisierend.

Die wichtigsten ayurvedischen Ernährungsregeln lauten:

- Essen Sie warme Nahrung. Sie ist wohlschmeckend, regt die Verdauung an und wird schneller verdaut.
- Essen Sie ölig-fettende Nahrung, keine trockene. Auch diese wird besser verdaut.
- Essen Sie in Maßen und füllen Sie nur zwei Drittel des Magens.
- Essen Sie erst wieder, wenn die zuvor aufgenommene Nahrung bereits verdaut ist. Verzichten Sie auf Zwischenmahlzeiten.

- Einige Nahrungsmittelkombinationen verstopfen die Transportwege und verschlacken den Körper. Vermeiden Sie diese Kombinationen: Milch mit salzigen oder sauren Lebensmitteln, Milch mit Knoblauch, Milch mit Zwiebeln, Milch mit Bananen, Milch mit Fisch, Ghee mit Honig zu gleichen Teilen.
- Essen Sie am Abend keinen Käse und keinen Joghurt, denn diese verschlacken den Körper.
- Essen Sie in Ruhe, ohne Ablenkung und an einem schönen Ort, an dem Sie sich wohlfühlen.
- Konzentrieren Sie sich auf das Essen. Lautes Reden, Lachen oder Fernsehen lenken nur ab und führen zu einer Reduktion der Verdauungssäfte und somit zu Verdauungsproblemen.
- Beachten Sie bei der Auswahl der Nahrungsmittel Ihre persönliche Konstitution.
- Nach dem Essen sollten Sie sich gestärkt und wohl fühlen, nicht gefüllt. In dem Fall haben Sie zu viel oder das Falsche gegessen.

Doch was tun, wenn in einem Haushalt Menschen verschiedener Konstitutionen

Tipps für die einzelnen Konstitutionen (Doshas)

Konstitution/ Dosha	Ernährungsempfehlungen	Spezielle Tipps	Bitte meiden
Vata	Warme, nährende, gekochte Speisen	Milch, Gewürze wie Safran, Ingwer, Nelke, Zimt täglich genießen	Zu viel Rohkost, trockene Speisen
Pitta	Wurzel-, Blattgemüse, Salat, Rohkost	Unbedingt darauf achten, die Hauptmahlzeit mittags einzunehmen, Gewürze wie Kardamom, Kurkuma und Koriander täglich genießen	Zitrusfrüchte, Tomaten, Milchprodukte, Fleisch
Kapha	Scharf gewürzte, leichte und gekochte Nahrung	Viele verschiedene Kräuter und Gewürze täglich verwenden, auf das Frühstück verzichten	Fettiges, frittiertes, süßes und salziges Essen

leben? Das ist eigentlich die Regel. Sie können da folgendermaßen vorgehen:

- Der Vata-Mensch bekommt etwas mehr Nachspeise.
- Der Pitta-Mensch nimmt mehr Salat.
- Der Kapha-Mensch nimmt weniger Reis, dafür mehr Gemüse und Kräuter.

PSYCHE UND GESCHMACK

Erwähnenswert ist auch der Einfluss verschiedener Geschmacksrichtungen auf unsere Psyche. Die Kenntnis darüber hilft uns, so manche unserer Verhaltensweisen zu verstehen und der Seele das zu geben, was sie tatsächlich braucht. Zum Beispiel kann ein mentaler Vata-Überschuss, der sich durch Unruhe und Ängste zeigt, durch entsprechende Speisen ausgeglichen werden. Dies geschieht dann mithilfe von süßen und salzigen Gerichten. Wir tun dies intuitiv, wenn wir bei Stress zum Schokoriegel oder zur Chipstüte greifen.
Die folgende Tabelle fasst die emotionalen Wirkungen des Geschmacks zusammen.

Emotionale Auswirkungen des Geschmacks

Geschmack	Positive Gefühle	Negative Gefühle
süß	Liebe, Freude, Zufriedenheit, Zärtlichkeit	Gier, Trägheit, Antriebslosigkeit
sauer	Anregend, aktivierend, schenkt Kreativität und Leichtigkeit	Reizbarkeit, Nervosität, Panik
salzig	Entspannend, nervenberuhigend, schenkt Stabilität und Stärke	Gefühllosigkeit, Trägheit und Schwere, Anhaftigkeit
scharf	Tatendrang, Leistungsstärke, Willenskraft, Euphorie	Aggressionen, Hass, Zerstörungswut
bitter	Leichtigkeit, Freiheit, Kreativität, Spontaneität	Angst, Furcht, Unsicherheit, Labilität
herb	Geistige Kraft, Feinfühligkeit	Kann Psychosen und Neurosen verstärken

Mit diesem Hintergrundwissen können Sie über die Nahrung Einfluss auf Ihre Psyche nehmen und umgekehrt verstehen, warum Ihre Psyche auf eine bestimmte Weise reagiert, wenn Sie Ihre Ernährung beobachten. Sollten Sie zum Beispiel mit Trägheit und Schwere kämpfen, Probleme haben, einen Zugang zu Ihren Gefühlen zu bekommen, dann streichen Sie Salziges vom Speiseplan. Halten Sie dies einige Wochen durch und sehen Sie, wie viel besser es Ihnen geht. Selbstverständlich ist die Nahrung nicht allein für Ihre Psyche verantwortlich, jedoch wird ihre Wirkung oft unterschätzt.

In diesem Zusammenhang ist allerdings noch eine kurze Anmerkung zum Thema Zucker wichtig: Der immense Zuckerkonsum ist das größte Problem an unserer modernen Ernährung. Er ist in den vergangenen 160 Jahren sprunghaft gestiegen und wird im Augenblick in der westlichen Welt pro Person und Jahr mit 67 kg angegeben. Der meiste Zucker steckt in Süßigkeiten, Getränken und Fertiggerichten. Wir nehmen viel mehr Zucker zu uns, als unser Körper verarbeiten kann. Dies führt zu schweren Stoffwechselproblemen, Insulinresistenz, erhöhten Cholesterinwerten und versteckten Entzündungen im Körper. Zucker ist eine der Hauptursachen für viele Krankheiten, unter anderem Fettleibigkeit, Arterienverkalkung, Demenz, Krebs und nicht zuletzt Karies und Parodontitis.

Wir können uns gar nicht mehr zuckerfrei ernähren, jedoch appelliere ich an Sie, Zucker möglichst wenig, bewusst und somit kontrolliert zu sich zu nehmen.

Ayurveda und Krankheit

Wie entsteht Krankheit auf Ayurvedisch? Die Antwort auf diese Frage stellt einen der wichtigsten Aspekte in diesem Buch dar. Denn je besser Sie die Sprache und die feinen Anzeichen Ihres Körpers verstehen und deuten können, desto gesünder werden Sie in Zukunft sein. Da im Ayurveda der Mensch als Einheit zwischen Körper, Geist und Seele und in Verbindung mit dem Kosmos betrachtet wird, wird auch Krankheit

> **!** Krankheit entsteht viel früher, als Ärzte sie bei einem Patienten diagnostizieren können. Eine Karies oder eine Parodontitis ist bei der Erstdiagnose bereits Jahre alt.

ganz anders therapiert als in der modernen westlichen Medizin – nämlich ganzheitlich.

Unsere modernen diagnostischen Verfahren können ein Loch im Zahn oder einen Knochenabbau erst darstellen, wenn das Gewebe zu mindestens 60 Prozent entmineralisiert bzw. abgebaut ist. Das dauert in der Regel Jahre. Dies ist auch der Grund, warum Patienten, die über eine lange Zeit hinweg ihre Zähne nicht gut gepflegt haben und erst nach der Diagnose von Parodontitis oder Karies mit einer guten Pflege beginnen, in den Folgejahren dennoch immer wieder Probleme haben. Viele ärgern sich dann und sagen: »Wie kann das sein? Ich tue doch jetzt so viel für meine Zähne?« Manche Menschen kommen dann sogar zu dem abwegigen Schluss, die professionelle Zahnreinigung oder die Parodontitisbehandlung habe ihnen die Löcher in den Zähnen beschert.

Ich darf Ihnen versichern: Dies ist nicht der Fall. Die Krankheit – in dem Fall die Karies oder Parodontitis – hat bereits vor Jahren begonnen.

DIE UNTERSCHIEDE ZWISCHEN AYURVEDA UND MODERNER MEDIZIN

Nach ayurvedischer Sichtweise entsteht Krankheit aufgrund einer Disharmonie im Gleichgewicht der Doshas. In westlich-moderne Sprache übersetzt könnte man sagen: Krankheit beginnt als Folge einer Störung des Mikrobioms.

Nach ayurvedischer Sichtweise kommt es zur Störung des Gleichgewichts, wenn zum gesunden Zustand ein Faktor hinzukommt, der krank machend ist. Die ersten Anzeichen der Veränderung bemerken wir nicht einmal. Die Krankheit entsteht als schleichender Prozess. Nach einer gewissen Zeit, nachdem der kran kmachende Faktor lange genug eingewirkt hat, stellen sich auch für uns sichtbare und bemerkbare Symptome ein. Wir bekommen Beschwerden – zunächst ganz leichte, dann immer stärkere, bis wir sie irgendwann nicht mehr übersehen können.

Der Ayurveda möchte so frühzeitig wie möglich mit der Therapie beginnen – am besten noch bevor eine Krankheit beginnt. Das ist dann echte Prävention. In unserer modernen westlichen Medizin betreiben wir kaum echte Prävention. Wir setzen sehr viel auf Früherkennung. Durch verschiedene moderne Geräte versuchen wir, eine Krankheit so frühzeitig wie möglich zu erkennen. Immer jedoch handelt es sich dann bereits um eine Krankheit, die es zu therapieren gilt. In den meisten Fällen werden außerdem die Symptome, die Zeichen der Krankheit, therapiert – nicht die Ursache. Nach der Ursache wird gar nicht gesucht. Wir betreiben eine moderne Hochleistungs-Reparatur-Medizin. Der Ayurveda-Mediziner hingegen sucht nach der Ursache der Erkrankung. Im Ayurveda geht man davon aus, dass die Ursache im Verhalten und in der Ernährung des Menschen liegt. Daher werden diese Bereiche besonders durchleuchtet. Während der Ayurveda-Arzt die krankheitsauslösenden Ursachen bekämpft, sucht der moderne Mediziner nach einem Namen für die Erkrankung. Es ist ihm wichtig, diese einzuordnen. Da es dem Ayurveda-Arzt nicht wichtig ist, wie die Krankheit heißt, werden Sie im Ayurveda auch wenige konkrete Krankheitsbezeichnungen finden, dafür jedoch die sehr genaue Aufschlüsselung der Symptome. So kommt es auch, dass die gleichen Beschwerdebilder von einem Ayurveda-Mediziner unterschiedlich behandelt werden – nämlich dann, wenn die krankheitsauslösenden Ursachen unterschiedlich sind.

DIE SECHS STADIEN DES KRANKHEITSVERLAUFS IM AYURVEDA

Der Ayurveda teilt den Krankheitsverlauf in sechs Stadien ein. Wie bereits erwähnt, entsteht die Erkrankung lange bevor diagnostische Parameter diese erfassen können. Genau dies finde ich so spannend, denn wir müssen sehr achtsam mit uns sein, um die ersten Zeichen zu erkennen. Bekanntlich ist eine Erkrankung schnell beseitigt, wenn man sie gar nicht erst manifest werden lässt.

Den ersten Unterschied zur Gesundheit spüren wir also auf energetischer Ebene. Diese Dysbalance entsteht durch eine Verschiebung der Doshas. Auch wenn unser Körpergewebe noch keinerlei Anzeichen zeigt, kann es sein, dass wir eine gewisse Müdigkeit verspüren. Vielleicht haben wir auch leichte Verdauungsstörungen, möglicherweise Schlafstörungen, sind nervös oder reizbar. Vermutlich können wir uns dies nicht erklären, weil wir uns gar nicht die Zeit nehmen, in uns hineinzuhorchen.

Die sechs Stadien des Krankheitsverlaufs

Stadium	Störung	Auswirkung/Symptom
1	Auf energetischer Ebene verändern sich die Doshas.	Ein krankheitsauslösender Faktor setzt sich im Gewebe fest. Die Ursache kann sehr gering sein, zum Beispiel eine unpassende Mahlzeit, eine mentale Überbelastung oder ein Wettersturz.
2	Die veränderte Energie in den Doshas führt zu einer Störung in den Doshas.	Die ersten Symptome des angesammelten Doshas zeigen sich in einer Verstärkung seiner Eigenschaften. Die Eigenschaften des Doshas werden überbetont deutlich, zum Beispiel: trockene Haut, Nervosität, Mattigkeit.
3	Die Störungen verteilen sich im ganzen Körper.	Das gestörte Dosha setzt sich im Gewebe fest.
4	Die gestörten Dosha-Energien manifestieren sich in den Körpergeweben.	Die Krankheit nimmt spezifische Formen an. Das Krankheitsbild wird spezifisch erkennbar.
5	Die Gewebeveränderung wird als Symptom erkennbar, die Krankheit wird sichtbar.	Je länger die Ursache einwirkt, desto größer werden die Symptome und desto schwächer wird der Köper.
6	Das Abwehrsystem des Körpers ist hier nun der entscheidende Faktor.	Hier gibt es nun drei Möglichkeiten: Entweder die Krankheit führt zum Tod, das Abwehrsystem kann die Krankheit besiegen oder das Abwehrsystem kann die Krankheit in Schach halten. Wenn das Abwehrsystem die Krankheit gerade so in Schach halten kann, haben wir den Fall der Chronizität. Dies ist meistens bei der Parodontitis der Fall: Die Erkrankung ist chronisch und meistens schon Jahre oder gar Jahrzehnte alt, bis ein Zahnarzt diese diagnostiziert. Zu diesem Zeitpunkt merkt der Patient häufig gar nichts, er erinnert sich jedoch, dass das Zahnfleisch »schon mal geblutet hat«. Die Erkrankung (wie sehr viele) verläuft in Schüben: Immer wenn das Immunsystem geschwächt ist, erhält die Erkrankung einen neuen Schub, bis der Körper sich wieder erholt. Die Krankheit kann durch eine längere Veränderung in der Abwehrlage auch einen akuten Verlauf nehmen.

Tipp für den Alltag

Machen Sie es sich zur Gewohnheit, täglich in sich hineinzuhorchen. Sie können dies in einer Meditation tun oder einfach indem Sie zur Ruhe kommen und auf sich selbst achten.

Je früher eine Dysbalance erkannt wird, desto leichter können die Störfaktoren beseitigt werden. Wenn wir genau in uns hineinhören, können wir viele »Alltagsbeschwerden« wie Erkältungen, Kopfschmerzen, Migräne oder Verdauungsbeschwerden in ihrer Entstehung beobachten und frühzeitig dagegen vorgehen.

Werden Sie sensibel für die vielen kleinen Zeichen unseres Körpers, die er uns sendet, wenn ein Ungleichgewicht entstanden ist. In der Medizin wissen wir, dass es in unserem Körpersystem unzählige Regelkreise gibt, die Ungleichgewichte ausgleichen.

Es muss demnach schon sehr viel geschehen, damit sich eine Krankheit wie Krebs, CMD (craniomandibuläre Dysfunktion) oder Parodontitis manifestieren kann. Wenn wir achtsam und aufmerksam jeden Tag unseren Körper und seine Funktionen checken, sollte uns nicht mehr viel entgehen.

Sind Sie im Besitz eines Autos? Haben Sie vielleicht eines der modernen Modelle, bei denen beim Einschalten alle wichtigen Funktionen geprüft werden und Sie dann ein Signal erhalten, dass entweder alles in Ordnung ist oder Sie den Motor, die Lichter prüfen lassen sollten oder Benzin oder Öl nachfüllen sollten? Denken Sie gerade: »So etwas bräuchte ich bei meinem Körper auch?« Ich sage Ihnen: Solche Prüfinstanzen haben Sie, sogar gleich zwei: Ihr Gehirn und Ihre innere Intuition. Die einzige Schwierigkeit, die Sie haben, lautet: Sie hören nicht darauf, weil Ihre Umwelt lauter ist. Möglicherweise empfangen Sie schon die eine oder andere Information, setzen sich jedoch darüber hinweg, weil Sie noch dieses oder jenes erledigen und fertigstellen wollen. Sie sehen über diese körperlichen Zeichen hinweg. Beim Auto können Sie das auch tun: Sie können weiterfahren, auch wenn die Öllampe anzeigt, dass Sie Öl nachgießen sollten. Die meisten Menschen tun das jedoch nicht. Sie sagen: »Dann geht der Motor kaputt. Das wird teuer.« Bei unserem Körper sind wir viel nachlässiger. Das ist sehr schade!

In der Praxis erlebe ich es sehr häufig, dass Patienten erst zur Prophylaxe kommen, nachdem sie Geld für Zahnersatz ausgegeben haben. Sie sagen: »Die Kronen waren so teuer, die müssen nun lange halten.« Dies ist zwar sehr schön, jedoch wäre es noch besser, wenn sie *vor* der Überkronung der Zähne schon so auf ihre Zähne geachtet hätten.

Ich möchte Sie anhand von zwei Beispielen für die Entstehung von ernsthaften Erkrankungen sensibilisieren. Mit beiden Krankheitsbildern habe ich täglich zu tun. Viele Patienten aus ganz Europa kommen zu mir, um Hilfe zu erfahren. Diese erhalten sie dann auch selbstverständlich. Es ist mir eine Herzensangelegenheit. Ich würde mich jedoch freuen, wenn ich mit diesen beiden Beispielen aus der Praxis dazu beitragen könnte, dass Sie den Prozess bei sich erkennen, den weiteren Verlauf Ihrer Erkrankung stoppen und sich so heilen können.

Fallbeispiele

Krankheitsverlauf am Beispiel CMD

Frau K. ist 47 Jahre alt, verheiratet, hat zwei Kinder im Alter von 15 und 17 Jahren, einen Hund und lebt mit ihrer Familie am Münchner Stadtrand. Sie arbeitet halbtags in einem Büro. Frau K. legt großen Wert auf ihre Gesundheit. Sie achtet auf gesunde Kost. Daher kocht sie jeden Tag frisch. Sie geht zweimal jährlich zum Zahnarzt und macht auch alle weiteren Vorsorgeuntersuchungen bei Ärzten. Mit den Zähnen hatte sie früher größere Schwierigkeiten, seit einigen Jahren ist jedoch Ruhe eingetreten. Sie hat zwei Implantate und einige Kronen erhalten und ihr Zahnarzt ist mit ihr zufrieden. Ihr selbst fällt nur auf, dass ihre Zähne etwas gelblicher geworden sind und einfach nicht mehr so schön sind, einige kleinere Ecken und Kanten sind auch angebrochen.

Frau K. sucht meine Praxis auf, weil sie seit einigen Monaten einen Tinnitus hat, der ihr das Leben erschwert. Sie hat schon alles probiert. Der HNO-Arzt hat ihr mitgeteilt: »Damit müssen Sie nun leben.« Das möchte Frau K. nicht. Schließlich hat sie einen vollen Tag und das Piepen im Ohr, welches sie erst am Abend so richtig bemerkt, wenn sie zur Ruhe kommt, macht ihr Angst und lässt sie unruhig schlafen.

MEINE GENAUE ANAMNESE ERGAB FOLGENDES:

- Vor vielen Jahren hatte Frau K. ein Knacken im rechten Kiefergelenk. Dieses hielt über eine lange Zeit an (sie kann sich nicht mehr genau erinnern), war schmerzlos und war dann wieder verschwunden.
- Seitdem sie denken kann, leidet sie unter Nackenverspannungen. Sie lässt sich daher immer wieder massieren.
- Vor ca. 10 Jahren hatte sie ein Zahnarzt darauf aufmerksam gemacht, dass ihre Zähne starke Abriebspuren aufweisen, und ihr eine Knirscherschiene empfohlen. Da sie diese nicht mochte, hatte sie sie nur einige Nächte getragen.
- Vor einem Jahr hatte sie einen Bandscheibenvorfall an der LWS.
- Ihren Zahnersatz hatte sie vor ca. 6 Jahren erhalten, nachdem sie einige Jahre lang eine Zahnlücke hatte. Wegen der Kinder hatte sie keine Zeit und kein Geld für teuren Zahnersatz. Sie hat lange gebraucht, um sich an diese Kronen zu gewöhnen. Anfangs war sie viele Male beim Zahnarzt zum Nachschleifen. Eine spezielle Kiefervermessung wurde damals nicht gemacht.

DAS ERGABEN MEINE UNTERSUCHUNGEN:

- Frau K. hatte eine manifeste Funktionsstörung. Die Kau- und Nackenmuskulatur wies diverse Verspannungen und einen massiv erhöhten Ruhetonus auf.
- Die Kauebene stimmte nicht, sie war völlig schief.
- Die Kiefergelenke waren nach hinten oben verlagert. In diesem Bereich übten sie einen starken Druck auf das Innenohr aus.
- Die Gelenkscheibe rechts war abgenutzt und links nach vorn verlagert. Frau K. hatte quasi einen Bandscheibenvorfall in beiden Kiefergelenken.

FOLGENDE ZEICHEN HATTE FRAU K. VON IHREM KÖRPER ERHALTEN:

- Stadium 1 – veränderte Energie der Doshas: Gefühl von Überforderung, Unruhe, Schlafstörungen ab und zu.
- Stadium 2 – Dosha-Störung: Zusätzlich zu den Zeichen aus Stadium 1 verspannte Muskulatur, Abriebspuren an den Zähnen, Abplatzungen an den Zähnen.
- Stadium 3 – die Doha-Störungen verteilen sich im ganzen Körper: Muskelverspannungen nun auch im Rücken, Kopfschmerzen, weiterhin: Schlafstörungen, Unruhe.
- Stadium 4 – die Krankheit nimmt spezifische Formen an: Zusätzlich zu den bereits vorhandenen Symptomen Knacken im Kiefergelenk. Dieses wurde durch die Verlagerung des Gelenkes und der Gelenkscheibe hervorgerufen. Weitere Unruhe, weitere Muskelverspannungen.
- Stadium 5 – die Gewebeveränderung wird als Symptom erkennbar: Die Krankheit ist manifest. Der gesamte Körper ist geschwächt. Das bemerkt Frau K. als Leistungsverminderung. Nun merkt sie deutlich, dass sie gestresst und weniger leistungsfähig ist. Bandscheibenvorfall an der LWS, Tinnitus.
- Stadium 6 – die Funktionsstörung ist chronisch geworden: Wenn Frau K. im Urlaub ist, werden nach einer Weile auch die Muskelverspannungen und der Tinnitus besser. An einem vollen Tag, der geprägt ist von Familie, Haushalt und Bürotätigkeit, sinkt sie am Abend ins Bett und wird von ihrem Tinnitus wach gehalten.

Ich erlaube mir hier eine Frage: Was, wenn der Tinnitus der Vorbote von etwas viel Schlimmerem und Ernsterem ist? Was muss der Körper noch für Signale senden, damit Frau K. innehält und ihren Tagesablauf (und vielleicht ihr ganzes Leben) anders sortiert?

Krankheitsverlauf am Beispiel Parodontitis

Frau H. ist 44 Jahre alt. Sie sucht meine Praxis auf, weil ihr langjähriger Zahnarzt in Pension gegangen ist. Sie ist sehr genau und legt großen Wert auf ihre Zähne. Jedes Jahr geht sie zu den Vorsorgeuntersuchungen. Sie hat noch alle Zähne, wenn auch mit Füllungen versehen, aber es sind noch ihre eigenen. Sie ist ganz stolz darauf, da ihre Freundinnen bereits Kronen und Brücken besitzen.

MEINE GENAUE ANAMNESE ERGAB FOLGENDES:

- Frau H. fällt auf, dass die Zähne länger werden, weil die Zahnhälse frei werden. Manche Zähne sind empfindlich.
- Kalte Speisen und Obst kann sie nicht immer gut essen, da die Zähne wehtun.
- Manchmal hat sie etwas Mundgeruch.
- Frau H. verwendet für die Reinigung der Zahnzwischenräume Zahnseide.
- Frau H. leidet unter Neurodermitis.
- Blähungen treten häufig auf.
- Frau H. bezeichnet ihren Magen als »nervöser Magen«.

DAS ERGABEN MEINE UNTERSUCHUNGEN:

- An vielen Zähnen liegen die Zahnhälse 2–3 mm frei.
- Einige Zähne weisen Zahnlockerungen auf.
- Es sind viele Abriebspuren an den Zähnen zu erkennen.
- Die Messung der Zahnfleischtaschen ergibt Werte zwischen 4 und 9 mm. (Die Normwerte liegen zwischen 2 und 3,5 mm.) In den Zahnzwischenräumen befinden sich Ablagerungen.
- Das Zahnfleisch blutet bei der Tiefenmessung.
- Unter dem Zahnfleisch befinden sich etliche harte Ablagerungen.
- Die Röntgenaufnahme zeigt einen deutlichen Knochenverlust.
- Die Zunge ist belegt.
- Frau H. hat viele alte undichte Füllungen, teilweise aus Amalgam.
- Die Speichel- und die Stuhlanalyse zeigen eine Störung des Mikrobiomgleichgewichts.

Alles in allem: Frau H. leidet unter einer manifesten, chronischen Parodontitis – und das bereits seit Jahren.

FOLGENDE ZEICHEN HATTE FRAU H. VON IHREM KÖRPER ERHALTEN:

- Stadium 1 – Veränderung der Energie der Doshas: Es treten ab und zu leichte Verdauungsprobleme auf, ein leichtes Völlegefühl hier, eine Überempfindlichkeit auf ein bekanntes Lebensmittel dort, nichts Fassbares.
- Stadium 2 – Dosha-Störung: Zusätzlich zu den obigen Zeichen bemerkt Frau H. ab und zu eine Empfindlichkeit der Zähne auf Obst.
- Stadium 3 – die Dosha-Störungen verteilen sich im ganzen Körper: Empfindlichkeiten an den Zähnen, immer wieder Blähungen, zwischendurch Müdigkeit, Mattigkeit, Hautprobleme: trockene Stellen, die sich als Neurodermitis entpuppen.
- Stadium 4 – die Krankheit nimmt spezifische Formen an: Zusätzlich zu den bereits vorhandenen Symptomen Mundgeruch, unangenehmer Geschmack im Mund, noch mehr Empfindlichkeiten an den Zähnen, bei Nervosität Durchfall, Schlafstörungen, Mattigkeit, Gereiztheit.
- Stadium 5 – die Gewebeveränderung wird als Symptom erkennbar: Die Krankheit ist manifest. Der gesamte Körper ist geschwächt. Das bemerkt Frau H. als Leistungsverminderung. Nun merkt sie deutlich, dass sie gestresst und weniger leistungsfähig ist, jedoch bringt sie das gar nicht in Zusammenhang mit ihrem Zahnfleisch, denn das Zahnfleischbluten ist weniger geworden. Sie merkt, dass sie einige sehr feste und klebrige Speisen nicht so gut essen kann, weil die Zähne dann wehtun.
- Stadium 6 – die Gleichgewichtsstörung im Mikrobiom ist chronisch geworden: Frau H. bemerkt, dass sie weniger leistungsfähig ist. Sie hat häufig Infekte wie Erkältungskrankheiten, dann tun ihr immer wieder unterschiedliche Gelenke weh und ihre Haut beruhigt sich nicht mehr. Weiterhin stört sie ihr Mundgeruch.

Meine Beurteilung: Bei Frau H. ist eindeutig das Gleichgewicht im Mikrobiom gestört. In diesem Fall ist die Erkrankung des Zahnhalteapparates nur ein Symptom von vielen. Wenn hier nur das Zahnfleisch behandelt wird und sich sonst nichts ändert, wird Frau H. nicht wirklich geholfen. Sie benötigt eine ganzheitliche Therapie.

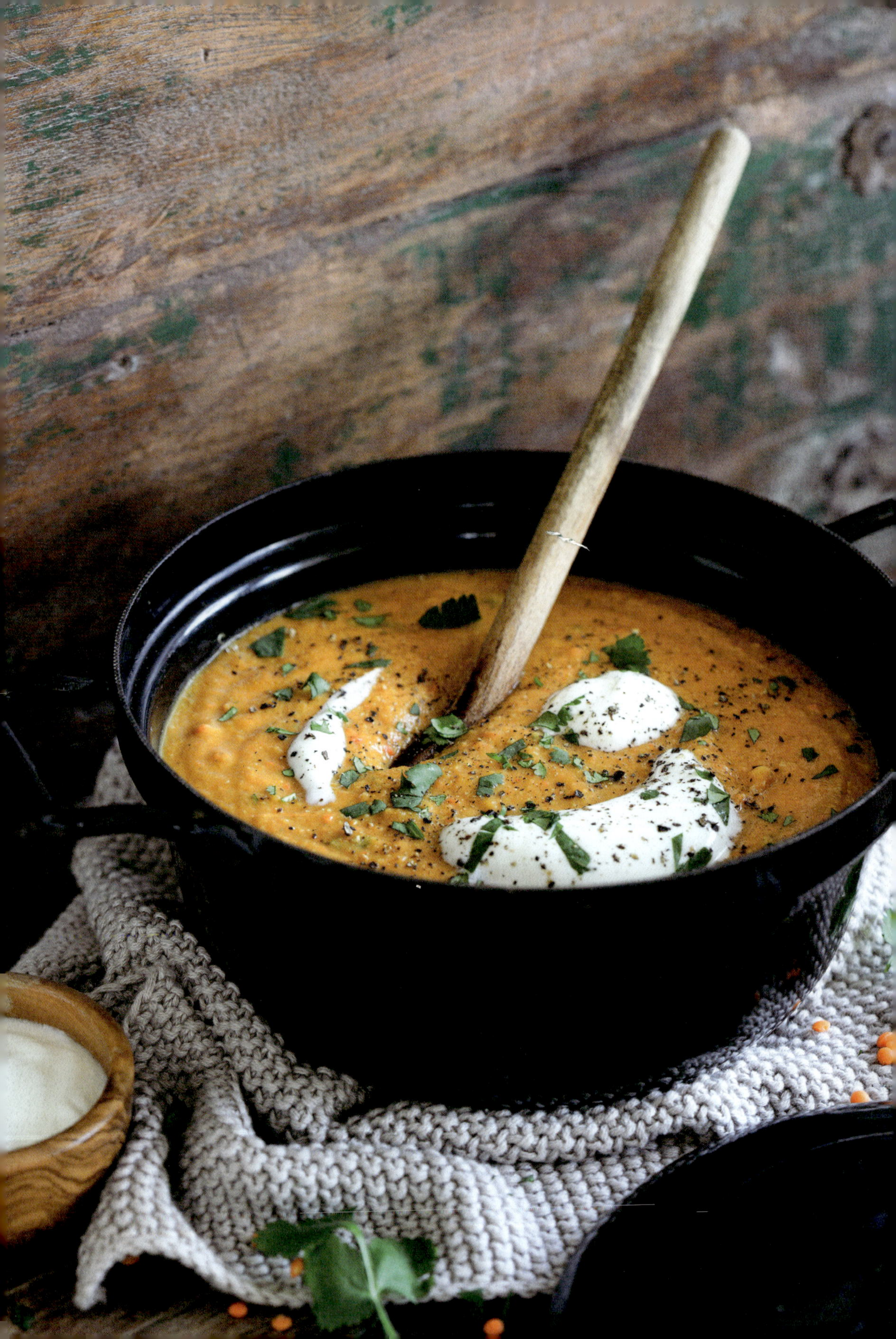

KAPITEL 4

Das 30-Tage-Programm gegen Parodontitis und für Ihre Gesundheit

Standortbestimmung vorab: Wo stehe ich?

Im Folgenden werde ich Ihnen den Weg zu Ihrer ganzheitlichen Gesundheit vorstellen. Zunächst einmal ist es wichtig, eine Standortbestimmung vorzunehmen. Sie wissen: Kein Arzt sollte eine Therapie durchführen ohne vorherige Diagnostik. Die Standortbestimmung ist die Diagnostik, mit dem einzigen Unterschied: Sie führen diese selbst durch. Ich mache Sie zu Ihrem eigenen Arzt. In Wirklichkeit tragen Sie diesen bereits in sich, daher tun Sie viele Dinge intuitiv richtig. Zu dieser Intuition gesellen sich nun noch Wissen und Struktur.

Nach dieser theoretischen Phase kommt das Gesundheitsprogramm mit vielen leckeren Rezepten, denn Gesundheit schmeckt.

Das Ziel dieser Kur besteht darin, mehr Gesundheit zu erlangen und dies direkt an der Zahngesundheit ablesen zu können. Um ein zerstörtes Mikrobiom wieder aufzubauen, braucht es erheblich länger als 30 Tage – es kann vielmehr mehrere Monate in Anspruch nehmen. Allerdings kann das 30-Tage-Programm beliebig weitergeführt werden. 30 Tage habe ich aus dem Grund gewählt, weil sich die Mundschleimhaut nach 30 Tagen vollständig erneuert hat und weil es 30 Tage braucht, um neue Gewohnheiten zu manifestieren.

Bevor wir jedoch ein neues Verhalten manifestieren können, müssen wir uns über das bewusst werden, was ist. Wir müssen wissen, was wir tun, und vor allem, was wir nicht mehr tun wollen.

Wenn unser »Warum« stark genug ist, fällt uns alles leicht. Dann können wir mit dem Rauchen aufhören. Wir können jeden Tag Sport treiben, Zahnseide verwenden und uns auch besser ernähren. Bei allem, was wir tun, müssen wir wissen, warum wir es tun. Es muss uns wichtig sein, sonst ist es Zeit- und Energieverschwendung. Es ist wichtig zu wissen, woher wir kommen und wohin wir wollen – der Weg ist dabei nicht entscheidend.

> **!** Erst wenn wir unser »Warum« – also unser Ziel – kennen und dieses »Warum« stark und anziehend genug für uns ist, halten wir durch. Erst dann können wir mit schlechten Gewohnheiten aufhören.

Möchten Sie wirklich Profi in einer Sportart werden, dann wird es Ihnen leichtfallen, täglich zu trainieren. Schon am Morgen springen Sie aus dem Bett und haben Ihr möglicherweise noch weit entferntes Ziel vor Augen. Sie wissen: Es wird einmal der Tag kommen, an dem Sie dieses Ziel erreichen. Dieses Ziel ist Ihr Motor und Ihr Treibstoff zugleich. Ist dem nicht so und Sie haben kein klares und wichtiges Ziel vor Augen, werden Sie immer wieder Ausreden finden, um nicht zu trainieren, da reichen manchmal schon ein leichter Schnupfen oder schlechtes Wetter.

Möchten Sie zum Beispiel abnehmen, dann empfehle ich Ihnen, sich Ihr Ziel ebenso genau vorzustellen. »Ich möchte abnehmen« ist kein Ziel. Es ist erst einmal eine Absicht. Als Treiber und Motor reicht solch eine Absicht nicht aus. Da brauchen Sie schon mehr: Sie brauchen eine Vorstellung davon, wie Sie aussehen wollen. Sie brauchen eine Vorstellung davon, was Sie tun möchten, wenn Sie schlank sind, und vor allem: In Ihrer Zukunftsvorstellung sind Sie schlank. Wenn Sie sich in der Zukunft als schlanke Person sehen, sind Sie Ihrem Ziel schon etwas näher gekommen. Als Nächstes lade ich Sie dazu ein, dass Sie sich vorstellen, was Sie als schlanke Person alles tun, welchen Sport Sie treiben, welche Kleidung Sie tragen und was Sie essen werden. Der dritte Schritt, der Sie Ihrem Ziel erheblich näher bringt, ist, bereits heute damit zu beginnen, diese Person aus Ihrer Zukunft zu sein. Fangen Sie heute damit an, sich so zu kleiden, sich so zu verhalten und so zu essen wie Ihr Zukunfts-Ich. Dann, ja dann garantiere ich Ihnen, dass Sie Ihr Ziel, schlank zu werden, erreichen. Es ist nur eine Frage der Zeit.

WAS FÜR EIN ESSTYP BIN ICH?

Damit wir uns ein wirklich starkes »Warum« für Ihre Gesundheit erarbeiten können, lade ich Sie ein, als Erstes Ihre bisherigen Gewohnheiten in Bezug auf Ihr Essverhalten aufzuschreiben. Seien Sie ganz ehrlich und werten Sie nicht. Es geht um viel. Es geht um Ihre Gesundheit.

Machen Sie jetzt die Selbstanalyse. Ziel ist hierbei, einen Ausgangspunkt zu haben, um später Veränderungen besser erkennen zu können. Erst wenn wir uns darüber klar sind, wie wir handeln und wie wir uns verhalten, können wir erkennen, wo Änderungen notwendig sind und auch wo sie möglich sind. Gehen Sie daher die Punkte in der folgenden Tabelle Zeile für Zeile durch und machen Sie ein Kreuz in der Spalte »Trifft zu« oder »Trifft nicht zu«. Die letzten Spalten lassen Sie bitte noch frei. Diese werden wir später füllen. Im Augenblick geht es um eine Selbstreflexion. Wir sammeln Informationen, so wie das ein Arzt bei einer Befundaufnahme tut. In die letzten Zeilen können Sie sehr gerne noch weitere Gewohnheiten, die hier nicht gelistet sind, einfügen.

Selbsttest: Was für ein Esstyp bin ich?

Gewohnheiten	Trifft zu	Trifft nicht zu	Beibehalten	Ändern
Ich frühstücke täglich.				
Ich frühstücke warm: Brei, Müsli/Cornflakes mit warmer Milch, Suppe.				
Ich beginne den Tag mit einem Kaffee.				
Nach dem Aufstehen trinke ich erst einmal einen frisch gepressten Saft.				
Nach dem Aufstehen brauche ich erst einmal etwas Kaltes.				
Morgens bringe ich gar nichts herunter. Ich frühstücke nicht.				
Mein Frühstück besteht aus Brot, Brötchen mit Belag.				
Ohne einen Snack am Vormittag komme ich nicht aus.				

Gewohnheiten	Trifft zu	Trifft nicht zu	Beibehalten	Ändern
Am Nachmittag habe ich regelmäßig ein Tief, welches ich mit einem Snack ausgleiche.				
Als Snack am Vormittag/ Nachmittag nehme ich Obst und Nüsse.				
Meine Snacks bestehen aus etwas Süßem. Ich bin eine Naschkatze.				
Der Nachmittagskaffee ist für mich ein wichtiges Ritual.				
Mein Kaffee ist mir wichtig.				
Ich trinke mehr als drei Tassen Kaffee am Tag.				
Ich koche jeden Tag.				
Ich koche an fünf von sieben Tagen in der Woche.				
Mittags esse ich meist auswärts.				
Mein Mittagessen ist immer warm.				
Ich trinke immer Wasser zum Essen.				
Ich trinke gerne ein Glas Wein oder Bier zum Essen.				
Alkohol zum Mittagessen erlaube ich mir nicht, daher trinke ich Säfte oder Schorlen.				
Ich esse gerne und häufig einen Salat zum Mittagessen.				

Gewohnheiten	Trifft zu	Trifft nicht zu	Beibehalten	Ändern
Mittags reichen mir oft ein Smoothie, ein Baguette oder ein Pizzastück.				
Ich esse am Abend warm.				
Am Abend nehme ich mir mehr Zeit zum Essen. Es gibt eine ganze Mahlzeit, die ausgiebig und in Ruhe gegessen wird.				
Mit dem Essen bin ich bis 19 Uhr durch. Danach gibt es nichts mehr.				
Ich esse regelmäßig/immer nach 19 Uhr. Früher schaffe ich es gar nicht.				
Am Abend esse ich ganz klassisch ein Brot mit Belag.				
Am Abend gibt es nur einen Salat.				
Am Abend esse ich nur noch einen Joghurt.				
Ich trinke gerne ein Gläschen Wein oder Bier am Abend.				
Ich trinke pro Woche mehr als drei Gläser Wein oder Bier.				
In der Woche trinke ich regelmäßig mehr als fünf Gläser Wein oder Bier.				
Wasser ist nicht mein Ding. Das trinke ich nur im Notfall. Meist trinke ich Säfte und Schorlen.				

Gewohnheiten	Trifft zu	Trifft nicht zu	Beibehalten	Ändern
Ich trinke Sprudelwasser.				
Ich trinke stilles Wasser.				
Ich esse gar kein Fleisch.				
Ich esse ein- bis zweimal pro Woche Fleisch oder Fisch.				
Ich esse öfter als zweimal pro Woche Fleisch oder Fisch.				
Ich versuche, möglichst auf Kohlenhydrate zu verzichten.				
Ich versuche, möglichst auf Fett zu verzichten.				
Süßigkeiten mag ich nicht.				
Ich versuche, möglichst auf Zucker zu verzichten.				
Ohne Schokolade/ Süßigkeiten kann ich nicht sein. Ich brauche täglich davon.				
Ich esse öfter als zweimal pro Woche Kuchen.				
Am Abend müssen es Chips/Nüsse sein, damit ich runterkomme.				

Nachdem Sie diese Selbstreflexion gemacht haben, lassen Sie diese Informationen zunächst einfach so stehen. Wir werden zu einem späteren Zeitpunkt nochmals auf diese Tabelle zurückkommen.

WAS SIND MEINE VORLIEBEN UND GEWOHNHEITEN?

Im Ayurveda weiß man, dass die Gesundheit eben nicht nur von der Ernährung abhängt, die auf den Teller kommt, sondern mindestens genauso – wenn nicht sogar viel stärker – von dem, was wir in unseren Kopf hineinlassen, wie wir mit Stress und negativen Gedanken umgehen.

Die Fragen, die Sie im nächsten Selbsttest finden werden, sind möglicherweise unbequem. Es wird um Ihre Lebensweise und um Ihre Gewohnheiten gehen wie:

- Schlafenszeiten
- Ruhephasen
- Stresspegel
- Hobbys
- Was ist Ihnen wichtig?
- Haben Sie ein Ziel?
- Wie gehen Sie mit negativen Gedanken um?
- Machen Sie Sport?
- Meditieren Sie?

Mein Ziel dabei ist darzustellen, dass Gesundheit allumfassend ist. Das Mikrobiom beeinflusst eben nicht nur die Verdauung, sondern auch unsere Psyche. Daher ist es wichtig, auch der Psyche Beachtung zu schenken. Der Mensch ist keine Maschine, in die einfach nur das richtige Öl hineingegossen werden muss – er ist viel mehr als das. Das komplexe Gebilde aus Körper, Geist und Seele ist so fein und alles ist miteinander verflochten, dass es sehr wertvoll ist, diese Bereiche zumindest ansatzweise ganzheitlich zu betrachten.

Ich lade Sie dazu ein, in dem folgenden Selbsttest ganz ehrlich mit sich selbst zu sein. Möglicherweise werden Sie sich auf einer völlig unbekannten Ebene kennenlernen. Es kann sein, dass diese Ebene unbequem für Sie ist. Aber glauben Sie mir: Nur so ist Veränderung und Verbesserung möglich. Denn wenn Sie in Zukunft genauso handeln, wie Sie es bisher getan haben, werden Sie eben die gleichen Ergebnisse erzielen. Wenn Sie jedoch etwas Neues, etwas anderes wie mehr Gesundheit wollen, dann ist es wichtig, dass Sie anders handeln. Dieses andere Handeln beginnt mit einem anderen Denken. Das andere Denken beginnt mit der Entscheidung, anders denken zu wollen und vor allem bewusst zu denken. Tatsächlich sollten Sie sich nicht von Ihren Gedanken leiten lassen. Vielmehr lade ich Sie dazu ein, Ihre Gedanken zu beobachten und dann diejenigen auszusortieren, die Sie nicht mehr haben wollen.

Klingt das verrückt für Sie? Keine Sorge. Durch diesen sehr wirkungsvollen Prozess werde ich Sie leiten und führen. Lassen Sie sich darauf ein. Es geht um Ihre Gesundheit und somit um Ihr Leben. Denn bekanntlich ist ohne Gesundheit alles nichts.

Ich stelle auch Fragen zur Verdauung:

- Haben Sie regelmäßigen Stuhlgang?
- Täglich? Alle zwei Tage?
- Wie häufig am Tag haben Sie Stuhlgang?
- Wie ist der Stuhl? Geformt? Flüssig? Sehr fest? Schwimmt er auf dem Wasser?

Diese Fragen sind sicherlich für die meisten von Ihnen sehr ungewöhnlich. Die meisten Menschen schauen sich ihren Stuhl gar nicht an. Wenn ich jedoch meinen Körper und seine Ausscheidungen nicht kenne, kann ich nicht erkennen, ob ich krank oder gesund bin. Fast alle von uns wissen: Wenn der Stuhl eines Babys ganz ekelig riecht und klebt, hat es etwas nicht vertragen. Es ist möglicherweise krank. Das Gleiche gilt für uns Erwachsene.

Jetzt sind Sie dran. Nehmen Sie sich einen Moment Zeit für die nächste Tabelle. Ich habe einige Sätze für Sie vorformuliert und lade Sie ein, die Liste mit Ihren eigenen Sätzen zu vervollständigen – ganz gleich, ob diese positiv oder negativ sind. Es ist wieder eine Selbstreflexion, möglicherweise die wichtigste Ihres Lebens. Meine Empfehlung ist sogar, eine solche Reflexion regelmäßig vorzunehmen. Kreuzen Sie wieder die Spalte an, die für Sie richtig ist. Am Ende der Tabelle haben Sie wieder die Möglichkeit, eigene Sätze zu Ihrem Leben aufzuschreiben. Seien Sie ehrlich und haben Sie keine Angst. Ihre Gesundheit ist abhängig von Ihrem Leben und dieses von Ihrem Verhalten. Oft stecken wir in Verhaltensmustern fest, die uns gar nicht dienlich sind. Wir kommen jedoch gar nicht dazu, diese zu verändern, weil sie

> **!** Ein gesunder Stuhl sollte auf dem Wasser schwimmen. Tut er das nicht, ist es ein Zeichen dafür, dass die Darmflora vermutlich gestört ist. Normal sind ein geformter Stuhl und ein regelmäßiger, täglicher Stuhlgang. Der Stuhl sollte nicht kleben. Das bedeutet, dass Sie wenig Toilettenpapier benötigen. Im Ayurveda ist es ganz normal und wichtig, über den Stuhl zu sprechen.

uns nicht auffallen. Wir denken nicht über unser Verhalten nach. Jetzt ist die Zeit, darüber nachzudenken. Die letzte Spalte lassen wir noch frei. Diese wird später gefüllt. Im Moment machen wir nur eine Bestandsaufnahme.

Selbsttest: Was sind meine Vorlieben und Gewohnheiten?

Vorlieben/Gewohnheiten	Trifft zu	Trifft nicht zu	Ändern
Ich übe meinen Job gerne aus.			
Meine Arbeit ist eine Qual für mich.			
Ich warte am Montag schon auf das Wochenende.			
Eigentlich ist es mir egal, welcher Wochentag gerade ist.			
Mein Arbeitsplatz/die Kollegen/der Chef erdrücken mich.			
Eigentlich würde ich gerne etwas ganz anderes machen.			
Das Leben ist nun einmal kein Wunschkonzert.			
Es läuft immer alles nach meinem Kopf.			
In der Arbeit habe ich viel zu sagen.			
Ich habe eine hohe Verantwortung und dieser bin ich mir bewusst. Sie lastet auf mir.			

Vorlieben/Gewohnheiten	Trifft zu	Trifft nicht zu	Ändern
Ich nehme meine Arbeitssorgen mit nach Hause und kann manchmal schlecht abschalten.			
Ich kann ganz gut abschalten und das Thema ändern.			
Mein Freundeskreis ist mir sehr wichtig.			
Ich tanke bei meiner Familie auf.			
Meine Familienverhältnisse sind schwierig.			
Ich lebe allein und fühle mich einsam.			
Ich lebe allein, bin es aber auch sehr gerne.			
Ich hätte schon gerne einen Partner/eine Partnerin, bin jedoch scheinbar sehr wählerisch.			
Ich schlafe tief und fest, bis ich aufwache.			
Ich wache jede Nacht mindestens einmal auf.			
Für gewöhnlich schlafe ich zwischen 7 und 8 Stunden.			
Für gewöhnlich schlafe ich über 8 Stunden.			
Für gewöhnlich schlafe ich unter 7 Stunden.			

Vorlieben/Gewohnheiten	Trifft zu	Trifft nicht zu	Ändern
Am Morgen wache ich ausgeruht auf.			
Am Morgen wache ich öfter mit Nackenverspannungen und/oder Kopfschmerzen auf.			
Ich habe ein Hobby, bei dem ich die Zeit vergesse.			
Mein Hobby ist so zeitintensiv, dass ich es nur selten ausüben kann.			
Mein Hobby ist künstlerisch/musikalisch.			
Sport gehört zu meinem Leben. Ich trainiere täglich.			
Ich mache zwei- bis dreimal pro Woche Sport.			
Sport ist nicht mein Ding.			
Ich treffe mich regelmäßig mit Freunden.			
Am Abend brauche ich meine Ruhe. Ich möchte abschalten.			
Am Wochenende geht es rund. Ich habe einen vollen Terminkalender.			
Am Wochenende bleibe ich lieber für mich oder mit meinem Partner/meiner Partnerin allein, um neue Kraft für die Woche zu schöpfen.			

Vorlieben/Gewohnheiten	Trifft zu	Trifft nicht zu	Ändern
Ich lebe in einer glücklichen Partnerschaft.			
Mit der Partnerschaft klappt es nicht so gut bei mir, scheinbar bin ich zu schwierig.			
Bisher konnte noch kein/e Partner/Partnerin meinen Ansprüchen genügen.			
Ich unternehme nur Dinge mit meinem Partner/meiner Partnerin. Schließlich sind wir zusammen.			
Mein/e Partner/in und ich unternehmen auch Dinge ohne den anderen.			
Ich habe Lebensziele und die schaffe ich auch.			
Ich habe Lebensziele. Schauen wir mal, wie weit ich komme.			
Ziele setzen finde ich doof. Es kommt sowieso immer anders.			
Ich fühle mich schon ab und zu machtlos.			
Ich selbst kann nicht viel ausrichten auf der Welt.			
Ich verändere die Welt.			
Ich lerne gerne dazu.			
Mir reicht das Lernen aus der Schule. Das hat mir schon keinen Spaß gemacht.			

Vorlieben/Gewohnheiten	Trifft zu	Trifft nicht zu	Ändern
Ich achte auf meinen Körper.			
Mein Körper muss funktionieren. Wie ich aussehe, ist mir egal.			
Ich habe täglich zwischen ein- und dreimal Stuhlgang.			
Stuhlgang habe ich alle zwei bis drei Tage.			
Ich sorge dafür, genügend Ruhephasen zu haben.			
Ich meditiere regelmäßig.			
Meditation ist nichts für mich. Ich kann nicht ruhig sitzen und an nichts denken.			
Meditation habe ich schon ausprobiert, es war gut, ich habe nur keine Zeit dafür.			
Manchmal verfalle ich in negative Gedanken und komme schwer wieder heraus.			
Ich denke vorwiegend positiv.			
Ich bin ein positiver Mensch, kann es nur nicht so zeigen.			
Ich bin depressiv.			

WAS FÜR EIN ZAHNPUTZTYP BIN ICH?

Der nächste Selbsttest hat zum Ziel, dass Sie erkennen, was Sie bisher für Ihre Zahnhygiene und -pflege getan haben. Meist ist es so, dass wir in einer Routine stecken und diese gar nicht mehr hinterfragen. Die meisten haben in frühen Kinderjahren von den Eltern eine Instruktion in richtiger Zahnpflege erhalten. Ob diese nun richtig und auch nach Jahrzehnten für uns noch passend ist, haben wir möglicherweise gar nicht mehr hinterfragt. Dabei verändern sich die Anforderungen der Zähne und der Mundschleimhaut.

Wie es für die Gesichtshaut unterschiedliche Produkte gibt, die auf die speziellen Bedürfnisse der Haut abgestimmt sind, benötigen die Mundschleimhaut und auch die Zähne eines Erwachsenen mehr Pflege als die eines Teenagers.

Bitte beantworten Sie die folgenden Fragen ganz ehrlich. Es geht darum, Verbesserungspotenzial zu erkennen. Es könnte sein, dass Ihnen das eine oder andere Tool nicht geläufig ist. Sie kennen es einfach nicht. Möglicherweise ist Ihnen nicht geläufig, dass es so viele unterschiedliche Möglichkeiten gibt, seine Zahnhygiene zu betreiben. Die meisten neuen Patienten in meiner Praxis kennen und verwenden nur Zahnseide und Zahnbürste. Das ist nicht schlimm. Ich werde die unterschiedlichen Möglichkeiten noch hinreichend erläutern. Wenn Sie etwas nicht kennen, dann verwenden Sie es auch nicht. Setzen Sie in einem solchen Fall bitte Ihr Kreuz in der zweiten Spalte. Wie die vorherigen Tabellen dient auch diese Tabelle Ihrer Selbstreflexion und Bestandsaufnahme. Wir sammeln Informationen. Die vierte und die fünfte Spalte bleiben noch frei. Diese werden wir später füllen. Auch hier haben Sie die Möglichkeit, in den leeren Zeilen weitere Informationen, die ich noch nicht gelistet habe, zu erwähnen.

Selbsttest: Was für ein Zahnputztyp bin ich?				
Gewohnheiten	Trifft zu	Trifft nicht zu	Beibehalten	Ändern
Ich putze mir jeden Morgen die Zähne.				
Ich putze mir jeden Abend die Zähne.				
Ich putze meine Zähne mindestens dreimal täglich.				
Ich verwende eine Handzahnbürste.				
Ich verwende eine elektrische Zahnbürste.				
Ich verwende eine Ultraschallzahnbürste.				
Ich reinige täglich meine Zunge.				
Vor der Zungenreinigung praktiziere ich das Ölziehen.				
Ich verwende ein Zungengel.				
Ich reinige ab und zu meine Zunge.				
Ich verwende täglich Zahnseide.				
Ich verwende ab und zu Zahnseide.				
Ich verwende Zwischenraumbürstchen.				
Ich achte darauf, dass meine Zahnpflegeprodukte natürlich und »bio« sind.				

	Trifft zu	Trifft nicht zu	Beibehalten	Ändern
Ich nehme irgendeine Zahnpasta.				
Meine Zahnpasta enthält Fluorid.				
Ich achte darauf, dass meine Zahnpasta kein Fluorid enthält.				
Ich verwende ein Mundwasser.				
Ich putze grundsätzlich nach dem Frühstück und vor dem Schlafengehen.				
Der Zeitpunkt ist immer etwas unterschiedlich.				
Manchmal habe ich keine Zeit zum Zähneputzen oder vergesse es einfach.				

IN WELCHEM ZUSTAND SIND MEINE ZÄHNE UND MEIN ZAHNFLEISCH?

Es ist vollkommen klar, dass Sie ohne zahnärztliche Ausbildung und die entsprechenden Instrumente sowie Beleuchtung Ihre Zähne nicht so genau betrachten können. Es geht mir jedoch darum, bei Ihnen ein Gefühl für Ihre Zahngesundheit zu wecken. Die Zähne gehören zu Ihnen wie die Hände und die Füße. Das bedeutet: Sie sollten sich diese zumindest ab und zu genau anschauen. Nur so erkennen Sie Veränderungen. Hinzu kommt, dass Zähne, Zahnfleisch und Zunge uns zeigen, wie es um unsere Gesundheit bestellt ist – und dies meist bevor andere Körpersymptome erscheinen. Es lohnt sich also, die Sprache des Körpers zu kennen.

Für den folgenden Selbsttest empfehle ich Ihnen, folgende Tools parat zu haben:

- Vergrößerungsspiegel, am besten fünffache Vergrößerung.
- Zahnzwischenraumbürstchen, am besten unterschiedlicher Größe. Diese erhalten Sie in Drogerien und Apotheken.

Gehen Sie bitte wie bei den bereits durchgeführten Selbsttests vor: Setzen Sie Ihr Kreuz in der Spalte, die zutreffend ist. Die beiden rechten Spalten brauchen Sie im Augenblick nicht zu interessieren. Auf diese kommen wir später zurück.

Selbsttest: In welchem Zustand sind meine Zähne und mein Zahnfleisch?

Zustand der Zähne	Trifft zu	Trifft nicht zu	Veränderung	Zahnarzt
Meine Zähne sind immer empfindlich (heiß–kalt oder süß–sauer).				
Meine Zähne sind ab und zu empfindlich.				
Ich erkenne Substanzabrieb am Zahn.				
Manche Zähne sind scharfkantig (Zungentest oder Blicktest).				
An manchen Zähnen fehlen Ecken und Kanten.				
Ich habe defekte Kronen, weil Keramik abgeplatzt ist.				
Ich erkenne Risse und Sprünge an den Zähnen oder der Keramik.				

Zustand der Zähne	Trifft zu	Trifft nicht zu		
An manchen Zähnen ist das Zahnfleisch zurückgegangen.				
Ich habe zurückgehendes Zahnfleisch an den meisten Zähnen.				
Die Zahnzwischenräume sind größer als früher.				
Zwischen den Zähnen sind teilweise dunkle Dreiecke, weil das Zahnfleisch dort fehlt.				
Meine Zähne haben ihre Stellung verändert, sie wandern.				
Ich habe immer einen starken Zungenbelag am Morgen.				
Ich beobachte ab und zu einen starken Zungenbelag am Morgen.				
Meine Zunge weist an den Rändern Eindellungen auf.				
Wenn ich Zahnseide verwende, blutet mein Zahnfleisch an einigen Stellen.				
(Nur) wenn ich ein Zwischenraumbürstchen verwende, blutet das Zahnfleisch.				
An manchen Stellen sieht das Zahnfleisch geschwollen aus.				

WAS DENKE ICH ÜBER MEINE ZÄHNE?

Im Folgenden geht es um unser Verhältnis zu unseren Zähnen. Es gibt Menschen, die haben feste Glaubenssätze auch in Bezug auf ihre Zähne und ihre Zahn- und Körpergesundheit. Viele dieser Glaubenssätze sind der Gesundheit nicht dienlich. Sie manifestieren sich dennoch. Die Folgen können wir an der Zahngesundheit, den Zähnen und am Zahnhalteapparat sehen.

Mit dem nächsten Selbsttest möchte ich diese Glaubensmuster infrage stellen. Zunächst geht es darum, dass Sie sich darüber klar werden, was Sie über Ihre Zähne und die Zahngesundheit denken. Der erste Schritt dazu ist immer das Bewusstwerden und manchmal entfaltet das Niederschreiben schon eine bestimmte Wirkung auf uns. Deshalb lassen Sie die Sätze, die Sie nun aufschreiben werden, zunächst einmal einfach nur stehen. Tiefer einsteigen und mit ihnen arbeiten werden wir während der Kur ab Seite 118.

Damit Ihnen das Aufschreiben leichterfällt, schlage ich Ihnen zunächst einige Sätze vor, die Ihnen als Inspiration dienen können. Gerne können Sie diese genau so übernehmen.

In meiner Familie haben alle schlechte Zähne. – Meine Mutter/Mein Vater hatte schon ganz früh eine Prothese. – Ich habe die schlechten Zähne von meinen Eltern geerbt. – In meiner Familie war das Zähneputzen nicht so wichtig. Meine Eltern haben auf etwas anderes Wert gelegt. – Ich habe eine schlechte/zu weiche Zahnsubstanz. – Mein Zahnarzt findet immer etwas. – Egal, was ich tue, es wird nicht besser. – Schon immer waren meine Zähne empfindlich. – Ich hatte einfach immer schlechte Zahnärzte. – Durch den Unfall habe ich schlechte Zähne. – Meine Zähne sind gelb/grau. Da kann man nichts machen. – Das Zahnfleisch blutet immer wieder. Das ist nun einmal so. – Meine Zähne bröckeln, weil sie schwach sind. – Ich habe besonders aggressive Bakterien im Speichel. – Ich schäme mich für meine Zähne. – Ich lache nicht gern wegen meiner Zähne. – Ich zeige meine Zähne nicht gern. – Zähne bedeuten mir nichts. – Ich brauche keine Zähne, um glücklich zu sein. – Zähne sind nicht wichtig. – Die Zahnärzte wollen nur an mir verdienen. – Ich musste immer die Zähne zusammenbeißen. – Ich liebe es, meine schönen Zähne zu zeigen. – Meine Zähne sind mir sehr wichtig. – In meiner Familie wurde immer großer Wert auf die Zähne gelegt.

Unabhängig davon lade ich Sie ein, sich nun Ihre eigenen Gedanken zu Ihren Zähnen und zu Ihrer Zahngesundheit zu machen und auch diese aufzuschreiben. Diese können negativ, aber gerne auch positiv sein. Bitte greifen Sie also zum Stift und schreiben Sie in die linke Spalte Ihre persönlichen Glaubenssätze zu Ihren Zähnen auf. Die rechte Spalte bleibt vorerst frei, darauf kommen wir auf Seite 139 zurück.

Selbsttest: Was denke ich eigentlich über meine Zähne?

Das denke ich über meine Zähne/ meine Zahngesundheit	Meine positive Umwandlung

Ablauf und Inhalte des 30-Tage-Programms

Nachdem wir nun ausreichend Informationen zu Ihrer Zahn- und allgemeinen Gesundheit gesammelt haben, geht es im nächsten Schritt darum zu erkennen, welche Verhaltensweisen und Gewohnheiten für Ihre Gesundheit nicht förderlich oder sogar sehr schädlich sind. Stück für Stück werde ich dies mit Ihnen erarbeiten und Sie in Ihre Gesundheit begleiten. Wir werden auch zurückblättern und uns die Tabellen, die Sie ausgefüllt haben, wieder hervorholen und mit ihnen arbeiten. Wie bereits erwähnt, können Sie die Verbesserung Ihres Allgemeinzustandes direkt an Ihren Zähnen bzw. Ihrem Zahnfleisch ablesen. Sie werden in den kommenden 30 Tagen nicht nur Ihre Parodontose endlich loswerden, sondern darüber hinaus mehr Kraft und Vitalität erhalten.

Dieses ganz spezielle Programm, das Sie sehr bequem zu Hause allein, aber auch mit der ganzen Familie durchführen können, besteht aus zwei Phasen. Die Grundlage bildet eine dreitägige Detox-Phase, auf die dann eine dreiwöchige Phase folgt, die dem Aufbau einer gesunden Darmflora und eines gesunden Mikrobioms gewidmet ist.

Die drei Detox-Tage sind sehr wichtig, um Schlacken – im Ayurveda sprechen wir von den Malas –, also Altlasten, zu beseitigen. Kindern und Jugendlichen bis zum 16. Lebensjahr empfehle ich diese Detoxzeit nicht. Sie ist in der Regel nicht notwendig – außer das Kind oder der Jugendliche hat spezielle Hautprobleme. Dies ist allerdings nicht Gegenstand dieses Buches. In einem solchen Fall empfehle ich Ihnen, sich

! Unser System braucht 30 Tage, um eine neue Gewohnheit zu etablieren. Die Mundschleimhaut ist nach 30 Tagen vollständig erneuert. Aus diesem Grund ist das Programm auf 30 Tage konzipiert.

an einen Ayurveda-Mediziner in Ihrer Nähe zu wenden.

Das Ziel dieser ersten Phase besteht also darin, einen aufnahmefähigen Darm zu erhalten. Wenn die Darmschleimhaut durch nicht artgerechte Ernährung oder einfach durch zu viel Nahrung und zu geringe nahrungsfreie Zeit blockiert ist, kann sie ihre Arbeit nicht mehr tun. Sie kann keine Vitalstoffe aufnehmen und damit zum wichtigen Aufbau des Immunsystems beitragen. Immerhin werden in unserem Darm zwei Drittel der Abwehrzellen gebildet; bleiben diese aus, entstehen allerlei Beschwerden – unter anderem auch Zahnfleischprobleme.

Das Programm ist so aufgebaut, dass sie nach den drei Detox-Tagen Ihrem Alltag wieder wie gewohnt nachgehen können. Allerdings wünsche ich mir für Sie, dass Sie bereits durch diese ersten drei Tage etwas verändern. Denn: Ja, es geht um Veränderung. Es geht darum, gesünder und vitaler zu werden. Veränderung geht nur, wenn Sie aktiv werden. Natürlich sollten Sie das merken. Wir möchten alle auch ein Ergebnis unserer Anstrengung sehen.

Ich wünsche mir für Sie, dass Sie nach diesen 30 Tagen nicht nur gesünder, vitaler und stärker, sondern auch bewusster und stabiler sind. Ich wünsche Ihnen eine achtsame und wirkungsvolle Zeit. Möglicherweise werden Sie nach dem Programm genauso weitermachen wie davor, möglicherweise werden Sie manchmal in alte Muster zurückfallen. Jedoch: Jeder noch so kleine Bestandteil, den Sie in Ihr Leben und in Ihren Alltag integrieren können, ist gut und wertvoll für Sie.

Was die Ernährung betrifft, werden Sie in den ersten drei Tagen, also in der Detox-Phase, keine große Auswahl an Mahlzeiten haben. Es geht hier um *Entschlacken* und *Entgiften*. Ich möchte, dass Sie Zeit dafür haben, Ihren Körper und auch Ihren Geist zu entgiften. Sie sollen nicht in der Küche oder im Geschäft bei Besorgungen stehen. Konzentrieren Sie sich ganz auf sich. Die Nahrung ist in dieser Zeit nicht so wichtig. Daher ist sie in ayurvedischer Art einfach gehalten, gibt Ihnen jedoch dennoch Spielraum für Variationen.

Für die Wochen nach der Detox-Zeit habe ich Ihnen eine Rezeptauswahl zusammengestellt. Es handelt sich um Rezepte aus dem Ayurveda. Möglicherweise kennen Sie einige Gewürze nicht und fühlen sich überfordert. Das möchte ich nicht. Es ist nur so, dass der Ayurveda ganz besondere Zusammenstellungen der Nahrung hat. In der ayurvedischen Küche geht es um die Fülle des Lebens. Es werden immer möglichst alle Geschmacksknospen bedient. Versuchen Sie sich darauf einzulassen. Betrachten Sie das Programm als Experiment. Suchen Sie zu Beginn einen Ayurveda-Shop auf (entweder bei Ihnen in der Stadt oder im Internet) und decken Sie sich mit diesen Gewürzen ein. Ich bin mir sicher, einige von ihnen werden Sie lieben.

Das, was wir zu uns nehmen, kann ein leises Gift sein, welches uns zunächst unmerklich schwächt. Dies passiert immer, wenn wir keine Nährstoffe, sondern lediglich Füllstoffe zu uns nehmen. Sie füllen zwar unseren Magen und beschäftigen den Darm, haben jedoch keine oder nur ungenügende Nährstoffe für uns. Unsere Nahrung kann jedoch auch heilend sein und das beste Medikament, welches wir bekommen können.

Die Zubereitung des Essens hat im Ayurveda eine große Bedeutung, schließlich ist die Nahrungsaufnahme elementar für unser Leben. In unserer schnellen Gesellschaft essen wir häufig nebenher, manchmal sogar im Gehen. Der Ayurveda setzt nicht nur auf die Zubereitung der Nahrung, sondern auch auf die Art und Weise, wie sie aufgenommen wird. Sie erhalten während des Programms daher auch viele wertvolle Empfehlungen rund um die Nahrungsaufnahme. Sie werden Nahrung ganz anders erleben. Sie werden erleben, wie sinnlich Nahrung sein kann, und spüren, wie wohl sie Ihnen tut. Auch wenn es am Anfang etwas Mühe ist, Sie sind es wert!

Haben Sie vielleicht schon einmal das passende Öl für Ihr Auto gesucht? Haben Sie sich für das billigste entschieden? Vermutlich nicht. Sie haben gedacht: »Wenn ich das billige Öl nehme, geht mir möglicherweise der Motor kaputt.« So haben Sie darauf geachtet, dass Ihr Auto ein gutes Öl bekommt. Auch Ihr Körper verdient hochwertige Lebensmittel. Wenn Sie sich lieben und lange gesund bleiben wollen, achten Sie darauf, was Ihre »Maschine« Körper braucht, und geben Sie ihr artgerechte Nahrung.

Für Phase 2 des Programms erhalten Sie jeweils eine Rezeptauswahl für Frühstück, Mittag- und Abendessen. Bestimmen Sie selbst, worauf Sie gerade Lust und Appetit haben. Zwischenmahlzeiten sind eine schlechte Angewohnheit und nicht erwünscht. Wenn es Sie dennoch einmal überkommt, finden Sie einige Energiebooster zur Auswahl, um das Energietief schnell auszugleichen. Weiterhin steht jede Woche unter einem besonderen Motto. Ich bitte Sie, auch diese Aufgaben zu bearbeiten. Es sind nicht viele Aufgaben und sie sind leicht in ein bis zwei Stunden zu erledigen. Nehmen Sie sich die Zeit, denn schließlich geht es um Sie. Ich kann es nicht oft genug wiederholen: Es geht um Ihre *Gesundheit*, und diese betrifft Körper, Geist und Seele. Wenn wir dies nicht sehen wollen, werden wir irgendwann dazu gezwungen. Dies geschieht durch eine Krankheit, die wir dann nicht mehr übersehen können. Denn die Seele spricht über den Körper mit uns. Diese Sprache zu verstehen gibt uns sehr viel. Diese Sprache zu verstehen, auf die Botschaft zu hören und dann das eigene Tun zu verändern bringt uns Gesundheit, Vitalität und Stärke auf allen Ebenen.

PHASE 1: DETOX FÜR KÖRPER UND GEIST

Jeder Abschnitt dieses Programms steht unter einem besonderen Motto und auch die ersten drei Tage stehen unter einem Motto: »Detox für Körper und Geist«. Parodontitis und Störungen im Mikrobiom haben immer etwas mit Schlackstoffen und Giften im Körper zu tun.

Im Folgenden geht es also zunächst um den Ablauf der Detox-Phase. Sie erfahren, worauf es ankommt und was besonders wichtig ist während dieser Phase. Sie erfahren, was Sie essen und trinken dürfen. In diesen drei Tagen sollten Sie sich nichts vornehmen – keinen Einkaufsbummel, keinen Hausputz, einfach nichts. Je mehr Ruhe Sie Ihrem Körper und Geist geben, desto besser entschlacken Sie. Lesen Sie in diesen Tagen auch keine Zeitung und legen Sie am besten Ihr Smartphone weg. Auch digitales Detox gehört zur Beseitigung der schädigenden Substanzen. Lassen Sie einfach die Seele baumeln und konzentrieren Sie sich nur auf sich. Wenn Sie kleine Kinder haben, bringen Sie diese bei Oma und Opa oder einer Freundin oder einem Freund unter. Sie können sich zu einem späteren Zeitpunkt revanchieren.

Während der Körper entschlackt, entgiften Sie auch Ihren Geist. Wie Sie bereits gelernt haben, sieht der Ayurveda die Ernährung ganzheitlich. Es geht nicht nur um das, was auf unserem Teller liegt, sondern auch um alles andere: um Substanzen in unseren Kosmetikprodukten, in unserer Kleidung, um alles, was wir in uns hineinlassen, alle Gedanken, Eindrücke und Gefühle. Darum geht es beim Entschlacken auch nicht nur um das Leeren des Magens und des Darms. Auch das Entschlacken wird ganzheitlich betrachtet. Sie dürfen sich von Glaubensmustern, also »geistigen Schlackstoffen und Altlasten«, die Ihrer Gesundheit nicht zuträglich sind, verabschieden. Wie das geht, erläutere ich Ihnen im nächsten Abschnitt.

Detox für den Geist: Befreiung von geistigen Schlackstoffen und Altlasten

Die Detox-Phase ist wie eine kleine Geburt. Wie bei einer Geburt auch kann es sein, dass diese Tage nicht ganz »schmerzfrei« für Sie sind. Ich helfe Ihnen, sich außer von Ihren Giften im Körper zunächst von Ihren Giften in Ihren Gedankenstrukturen zu befreien – das ist der erste und sehr wesentliche Schritt dieses Programms. Denn auch die unsichtbaren, mit medizinischen Geräten nicht messbaren Schlackstoffe und Altlasten sind unserer Gesundheit nicht zuträglich. Auch diese vergiften uns langsam und unmerklich.

Manchmal haben wir den Eindruck, wir treten immer auf der gleichen Stelle, kommen nicht voran. Es ist, als ob uns unsichtbare Gummibänder festhielten. Wir stehen immer wieder vor demselben Problem. Das kann im Beruf, der Partnerschaft, der Familie, beim Sport oder im Freundeskreis sein. Wir spüren eine Last auf unseren Schultern. Wir spüren eine Traurigkeit, die wir nicht erklären können, denn eigentlich haben wir alles. Es fehlt uns an nichts. Oder etwa doch?

Sind Sie dort, wo Ihr Körper ist, oder sehnen Sie sich an einen anderen Ort? Fühlen Sie sich häufig missverstanden? Stellen Sie sich die Frage: »Soll das alles gewesen sein?« In meiner Praxis treffe ich auf ganz viele Menschen, denen es augenscheinlich fantastisch geht. Sie haben einen tollen Job, verdienen viel Geld, machen tolle Urlaube und beteuern, dass es ihnen an nichts fehlt. Erst bei näherem Hinschauen kommen Sätze wie »Ich fühle mich gefangen in meinem Leben«, »Ich bin in einem Hamsterrad«, »Der Job macht mir schon lange keinen Spaß mehr«, »Eigentlich wollte ich seinerzeit etwas anderes machen, aber dieser Job hat sich so ergeben« oder »Meine Eltern wollten, dass ich … werde. Ich hatte keine Wahl«, »Ich pflege meine Mutter und bin damit überfordert«, »Ich bin mit dem, was mein Chef mir abverlangt, überfordert«.

Wir alle meinen häufig, wir müssen alles aushalten und dürfen keine Schwäche zeigen. In unserer Gesellschaft gilt es, effizient zu arbeiten, immer viel zu tun zu haben und immer gut drauf zu sein. Das ist das Bild eines erfolgreichen Menschen, welches viele von uns haben. So wollen wir sein. Dafür geben wir vieles, wenn nicht gar alles. Doch wenn wir dieses Bild hinterfragen, einmal hinter die Kulissen eines so erfolgreichen Menschen schauen, bemerken wir, dass er die gleichen Probleme hat wie wir auch. Auch er hat Ängste und Sorgen. Auch er hat Druck und Leistungsstress, vielleicht sogar noch etwas mehr als wir selbst.

Warum können wir nicht aufhören, dem hinterherzujagen, was wir nicht haben? Warum können wir nicht einfach mit dem zufrieden sein, was wir haben? Denn schließlich haben wir sehr, sehr viel. Nun, manche können dies. Das sind die in sich ruhenden, die charismatischen Menschen, die uns das Gefühl geben, ihnen kann nichts und niemand etwas anhaben. Sie haben auch eine stabile Gesundheit. Natürlich, denn sie leben im Flow und im Gleichgewicht. Sie hören auf ihre innere Stimme.

Haben auch Sie – wie so viele andere – es verlernt, auf sich selbst zu hören? Ihrer eigenen Intuition zu vertrauen? Das oft genannte »Bauchgefühl« ist unsere größte Intelligenz, wird jedoch in einer Welt, in der nur das zählt, was durch Wissenschaft bewiesen werden kann, so häufig unterdrückt.

Nun nutzen wir diese Zeit der Entschlackung und befreien uns von diesen Altlasten an Gedankenmustern, die uns überhaupt nicht dienlich sind. Ganz im Gegenteil: Sie halten uns davon ab, in unsere Kraft, Vitalität und Gesundheit zu kommen. Unsere Glaubenssätze halten uns klein, lassen unsere Energie nicht fließen, und wo Energie nicht fließen kann, weil Blockaden vorhanden sind, entsteht irgendwann eine Erkrankung.

Vielleicht ist es Ihnen gar nicht bewusst, aber: Sie können sich von solchen limitierenden Glaubensmustern trennen. Wenn wir nur durch unsere Gedanken allerlei Stressreaktionen in unserem Körper einschalten können, können unsere Gedanken uns buchstäblich krank machen. Warum sollte es dann nicht möglich sein, dass unsere Gedanken uns auch gesund machen? Genau, das ist nur logisch, und viel mehr als das: Es geht. Probieren Sie es einfach einmal aus.

Das kann dann funktionieren, wenn Sie etwas Zeit investieren, denn es geht darum zu analysieren, woher ein entsprechender Glaubenssatz kommt. Jeder von uns lebt in seiner eigenen Welt, auch wenn wir alle gemeinsam auf diesem Planeten leben und auch alle gemeinsam einer Spezies Mensch angehören und mit allem verbunden sind. Dennoch: So, wie Sie die Dinge sehen, sieht es kein anderer. Kein anderer Mensch kann durch Ihre Augen, mit Ihren Gefühlen und mit Ihrer Erfahrung die Welt betrachten. So lebt jeder in seiner »eigenen« Welt.

In dieser Welt erreichen uns von klein auf Aussagen, Erlebnisse und Erfahrungen von anderen. Wir stülpen diese über und von da an sind sie unsere Wahrheit. Dabei ist das absolut nicht so. Es war möglicherweise die Wahrheit eines Lehrers, unserer Eltern oder eines Fernsehmoderators. Wir haben sie aufgeschnappt und auf uns übertragen. Möglicherweise hat uns dieser Satz in einer Situation oder Lebensphase geholfen. Jetzt jedoch ist er uns nicht mehr dienlich und limitiert uns in unserer Entwicklung. Einen solchen Glaubenssatz zu analysieren und für uns umzukehren wird eine Befreiung sein und Energien zum Fließen bringen, die wir für unsere Gesundheit und unser Leben sehr gut nutzen können.

Ein Beispiel: Stellen Sie sich vor, Sie haben als 10-jährige/r Schüler/in die Aufgabe, vor der ganzen Schulklasse einen Vortrag zu halten. Natürlich sind Sie sehr aufgeregt. Zur Übung halten Sie den Vortrag vor Ihrer Mutter. Sie verhaspeln sich, weil die Mutter nebenbei kocht und unkonzentriert ist. Daraufhin sagt sie zu Ihnen: »Das liegt in der Familie. Bei uns kann keiner Reden halten. Wir sind alle nicht die großen Redner, dafür können wir zupacken.« Schon haben Sie diesen Glaubenssatz abgespeichert: »Ich kann keine Reden halten, weil das in meiner Familie so ist. Das liegt mir einfach nicht im Blut.«

Um es nochmals ganz deutlich zu machen: Um einen Glaubenssatz handelt es sich immer dann, wenn wir sagen, das Leben ist so und so, ich oder die anderen sind so und so. Er ist ein Gedanke darüber, wie etwas scheinbar ist. Es geht dabei also um eine tiefe und unbewusste Überzeugung über uns selbst und das Leben. Wir haben diesen Gedanken irgendwann im Laufe unseres Lebens gelernt, ganz viele davon von unseren Eltern und Lehrern. Die meisten Glaubenssätze entstehen sogar bis zum sechsten Lebensjahr. In dieser Zeit bildet sich unsere Gehirnstruktur aus. Aus diesem Grund sind die Erfahrungen, die wir mit unseren Eltern machen, besonders prägend. Jede weitere Erfahrung, die wir verallgemeinern und »etwas daraus lernen«, ist auch eine Quelle für neue Glaubenssätze. Typische negative Glaubenssätze sind:

- Ich genüge nicht.
- Ich falle zur Last.
- Immer mache ich alles falsch.
- Keiner sieht mich.
- Entweder reich oder ehrlich. Dann bin ich lieber ehrlich.

Nehmen Sie sich Zeit und überlegen Sie, welche Glaubenssätze Sie in sich tragen, und notieren Sie sie in der Tabelle auf Seite 126. Natürlich gibt es auch positive Glaubenssätze. Das sind diese Sätze, die uns unsere Eltern gesagt haben, wenn wir etwas besonders gut gemacht haben. Es sind die liebevollen Sätze. Ein »Ich glaub an dich« oder »Du packst das schon« lassen unser Selbstbewusstsein wachsen.

! Nur wenn Sie Ihre Gedankenmuster durchleuchten und aufräumen – also entschlacken –, ändert sich ihre Gesundheit nachhaltig.

Es ist wichtig, dass wir verstehen, dass unsere äußeren Lebensumstände das Ergebnis unserer Gedanken sind. Unsere Gesundheit befindet sich daher genau auf demselben Level wie unser Selbstwertgefühl.

Genau das werden wir jetzt tun. Seien Sie bereit für eine Gedankentransformation, die Ihre Gesundheit auf ein neues Niveau hebt. Nehmen Sie die Tabelle auf Seite 126 zur Hand, auf der Sie Ihre Glaubenssätze notiert haben. Die Tabelle hat zwei Spalten, die noch frei sind. Gehen Sie die Sätze durch und tragen in die zweite Spalte ein, von wem Sie diesen Satz übernommen haben. Wo haben Sie den Satz gehört und in welchem Zusammenhang? Vermutlich wird Ihnen jetzt schon klar, dass dieser Satz nichts mit Ihnen zu tun hat. Tragen Sie nun als Nächstes in die dritte Spalte den Satz ein, den Sie von nun an als Ihre Wahrheit betrachten möchten. Ich sage bewusst »möchten«. Denn Sie können es sich aussuchen, welche Wahrheit für Sie existieren soll.

Ein Beispiel: Sie hatten bisher immer Angst, allein im Dunkeln nach Hause zu gehen. Sie hatten Angst davor, überfallen und ausgeraubt zu werden. Ihr limitierender Glaubenssatz lautet: »Ich habe Angst im Dunkeln, denn da lauert Gefahr.« Es wird Ihnen nun möglicherweise klar, dass Sie diesen Glaubenssatz aus einem Spielfilm haben oder von Ihrer überängstlichen Oma. Sie wollen diesen Glauben aber nicht haben, denn er hält Sie davon ab, am Abend zum Sport zu gehen. Nachdem Sie den Ursprung analysiert haben, können Sie erkennen, dass dieser Gedanke nichts mit ihnen zu tun hat. Sie haben ihn einfach unreflektiert übernommen. Nun haben Sie die Möglichkeit, einen neuen gültigen Glaubenssatz für sich zu erschaffen. Möglicherweise folgenden: »Ich bin auf all meinen Wegen beschützt.« Mit einem solchen Glaubenssatz strahlen Sie Kraft und Stärke aus, sodass Ihnen tatsächlich nichts passieren kann. Schließlich sucht sich ein Verbrecher ein leichtes und ängstliches Opfer.

So gehen Sie nun die Glaubenssätze zu Ihrer Gesundheit durch. Die folgende Tabelle soll Ihnen eine Hilfe sein, wie Sie diese Sätze aufschreiben können. Zunächst gebe ich Ihnen einige Sätze als Beispiel vor. So kommen Ihre Gedanken besser in einen Fluss. Schreiben Sie einfach alle Sätze auf, die Ihnen einfallen. Werten und bewerten Sie diese Sätze nicht. Freuen Sie sich über jeden Gedanken, der hochkommt. Sie brauchen sich keines Gedankens zu schämen.

Meine Glaubensätze		
Mein Glaubenssatz	**Sein Ursprung**	**Meine Umwandlung**
Sobald jemand hustet, werde ich krank.	Die überängstliche Oma hatte selbst ein reduziertes Immunsystem und sagte dies immer von sich.	Mein Immunsystem ist stabil.
Wenn ich aus einem fremden Glas trinke, bekomme ich Herpes.	Dies ist in der Jugendzeit beim Zelten passiert.	Meine Gesundheit bleibt stabil.
Schmerzmittel wirken bei mir nicht.	Das sagte immer die Mutter von sich.	Bei mir wirken alle Medikamente wunderbar.

Dieser Prozess ist auch nicht mit einem Mal abgeschlossen. Ich empfehle Ihnen, diese Gedankenreinigung immer wieder und wieder durchzuführen. Möglicherweise können Sie sich einmal pro Woche entspannt hinsetzen und reflektieren, welche Gedanken Ihnen in der vergangenen Woche im Weg standen. Möglicherweise wollen Sie dies in Zukunft täglich im Kleinen tun. Jeden Tag einen negativen Gedanken zu entsorgen reinigt uns auf Dauer ungemein. So manifestieren Sie Schritt für Schritt Gesundheit in Ihrem Leben.

Mit Yoga und Meditation die Detox-Phase unterstützen

Yoga kann uns in vielfacher Weise unterstützen. Es ist eine gute Möglichkeit, den Körper in Form zu halten und den Geist zu beruhigen. Wenn wir die Yoga-Übungen mit Achtsamkeit ausführen und uns auf den Moment konzentrieren, sind wir im Anschluss nicht nur entspannter und gelassener, sondern auch zufriedener und glücklicher. Im Yoga bezeichnet man die Übungen und Figuren als Asanas und möchte dadurch zum Ausdruck bringen, dass es sich nicht nur um körperliche Übungen wie Stretching handelt, sondern um Übungen, bei denen auch der Geist trainiert wird. Der Geist kommt zur Ruhe. Während einer Yoga-Übung sollten Sie nicht an Ihre Einkaufsliste denken. Denken Sie eher daran, was die entsprechende Übung aussagen möchte, und versuchen Sie, sich in diese Figur hineinzuversetzen. Yoga und Meditation sind quasi Allheilmittel gegen alle Erkrankungen. Es ist der innere Arzt, den wir immer bei uns haben. Wir haben ihn in uns. Das Einzige, was wir tun müssen, ist, auf ihn zu hören. Wenn wir leise genug sind, hören wir, was unsere innere Stimme uns sagt, und wissen ganz genau, was wir für unsere Gesundheit brauchen.

Es kommt dabei nicht darauf an, die Übungen wie ein Bewegungskünstler auszuführen – es kommt nur darauf an, bei sich zu bleiben. Wenn im Yoga gesagt wird: »Bleibe auf deiner Matte«, ist damit nicht nur die wirkliche Matte gemeint, sondern vielmehr das eigene Sein. Mit so vielen äußeren Dingen konfrontiert, vergessen wir zu oft, einfach nur zu sein. Dabei ist genau dies so wichtig für unsere Gesundheit und Regeneration. Nutzen Sie die Phase des Detox, um in diesen Bereich vorzudringen. Ich habe drei einfache und sehr wirkungsvolle Übungen für Sie herausgesucht, die die Entgiftung im Körper verbessern, da sie den Darm aktivieren.

Der Drehsitz

Bei dieser asymmetrischen Haltung erfahren wir beide Körperhälften. Dadurch erhalten wir eine innigere Verbindung zu unserem Körper. Einseitigkeiten in Gehirn und Körper werden ausgeglichen. Die linke Seite wird im Yoga dem Mond zugewiesen, die rechte der Sonne. Mit dem Mond verbinden wir Heimkehr und Ruhe und mit der Sonne Tatkraft. Je nachdem, wann wir diese Übung durchführen, wählen wir die Seite aus, zu der wir uns als Erstes drehen. Zusätzlich werden durch die Drehung die Verdauung und die Atmung angeregt und das Vedauungsfeuer – unser Agni – gestärkt.

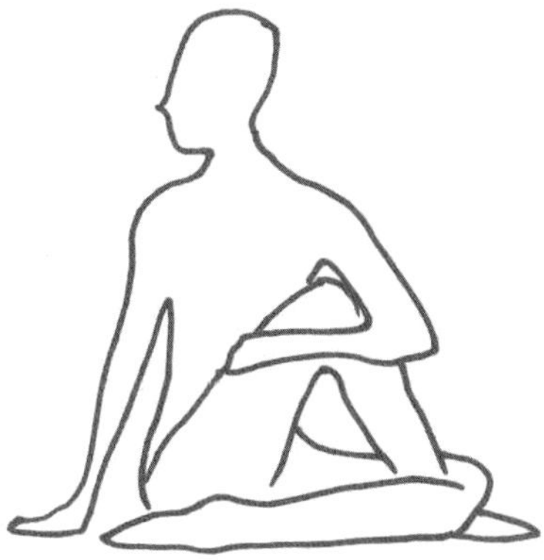

1. Setzen Sie sich aufrecht mit gestreckten Beinen auf dem Boden.
2. Stellen Sie ein Bein angewinkelt auf und legen den Fuß in die Kniekehle des gestreckten Beins.
3. Anschließend winkeln Sie das gestreckte Bein an und legen den Fuß ganz nah an Ihr Gesäß. Dann drehen Sie sich zu der Seite, aus der das aufgestellte Bein kommt, mit geradem Rücken so weit nach hinten, wie es geht.
4. Der Blick geht über die Schulter nach hinten. Lassen Sie die Schultern möglichst locker. Halten Sie die Dehnung mit geradem Rücken!
5. Nach zehn bis zwölf Atemzügen beenden Sie die Übung und machen das Gleiche auf der anderen Seite.

Die Schulterbrücke

Die Schulterbrücke entlastet das Becken und verleiht dem gesamten Körper Spannkraft und Energie. Sie aktiviert die hormonerzeugenden Organe und den Darm und verleiht Vitalität.

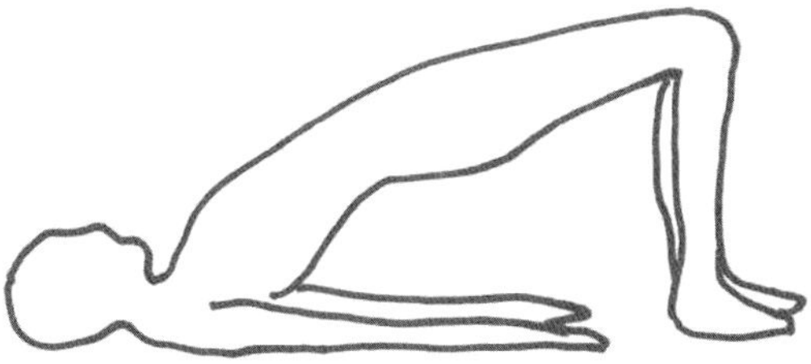

1. Legen Sie sich auf eine feste Unterlage auf den Rücken. Die Beine werden leicht angewinkelt, die Füße stehen hüftbreit voneinander entfernt. Die Hände liegen entspannt neben der Hüfte, die Handflächen zeigen nach unten. Die Schultern liegen auf dem Boden auf und der Blick ist nach oben gerichtet.
2. Atmen Sie ganz bewusst in den Brustkorb ein und bleiben Sie einige Atemzüge in dieser Haltung liegen.
3. Dann stellen Sie die Füße fest auf den Boden, sodass die Knöchel stabil sind. Die Zehenspitzen zeigen nach vorn.
4. Nun heben Sie das Becken an, behalten Sie dabei mit den Schultern Bodenkontakt. Halten Sie das Becken einige Atemzüge hoch und spannen Sie die Pobacken fest an.

Der Katze-Hund-Flow

Die fließende Bewegung, die aus der Stellung der Katze in die Hundhaltung führt, macht den Rücken flexibel und weich. Sie löst Verspannungen im Rücken und massiert gleichzeitig den Darm und löst angestaute Luft.

Wenn wir die Stellung der Katze mit dem gebeugten und durchgebogenen Rücken mit Genuss durchführen, erhalten wir die Geschmeidigkeit der Katze. Wenn wir uns dabei vorstellen, eine Katze zu sein, können wir viel innere Balance aus dieser Übung ziehen. Schön ist es, sich vorzustellen, wie die Katze zum Angriff einen Buckel macht und sich dann im Anschluss zurückzieht und den Kopf versteckt.

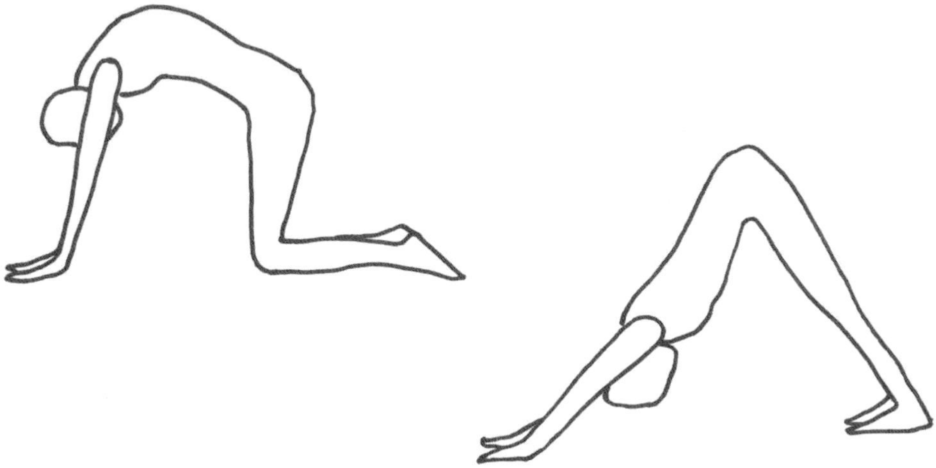

1. Gehen Sie in den bequemen und stabilen Vierfüßlerstand. Knie und Hände sollten jeweils parallel und ungefähr beckenbreit voneinander entfernt sein.
2. Atmen Sie ganz ruhig aus und anschließend wieder ein. Beim nächsten Ausatmen machen Sie einen Katzenbuckel und ziehen den Kopf zur Brust. Drücken Sie den Rücken Richtung Decke.
3. Beim Einatmen machen Sie ein Hohlkreuz und strecken den Rücken durch. Am besten stellen Sie sich vor, dass Sie den Bauchnabel zum Boden ziehen.
4. Fahren Sie mit dieser Übung ganz achtsam im Einklang mit Ihrer Atmung fort.
5. Beim nächsten Einatmen drücken Sie sich sofort aus der Buckelhaltung nach oben. Es ist, als würde eine an Ihrem Gesäß angebrachte Schnur Ihren Po nach oben ziehen. Sie schieben sich mit den Armen vom Boden weg und drücken das Gesäß Richtung Decke. Die Arme sind durchgestreckt und die Augen richten sich zum Bauchnabel. Ganz wichtig bei dieser Übung: Der Rücken ist gerade, die Arme sind durchgestreckt und die Schultern sind auseinandergezogen. Der höchste Punkt ist das Gesäß. Ob die Fersen den Boden berühren oder nicht, ist dabei nicht entscheidend. Die Beine dürfen Sie dabei leicht anwinkeln. Halten Sie diese Position einige Atemzüge lang.
6. Gehen Sie nun wieder in den Vierfüßlerstand und beginnen von vorn. Wiederholen Sie die Übung gerne mehrfach.

10 Gründe, warum Sie Yoga praktizieren sollten

1. Durch Yoga wird der Körper flexibel und straff zugleich.
2. Die Muskeln werden gekräftigt.
3. Der Körper wird stabilisiert.
4. Yoga erhöht das Selbstvertrauen. Denn wenn sich die Kraft erhöht, das Gleichgewicht verbessert und die Konzentration steigt, dann steigt automatisch auch das Selbstvertrauen.
5. Yoga verbessert die Konzentration.
6. Yoga erhöht die Geduld.
7. Yoga verbessert die Entgiftungsprozesse im Körper.
8. Der Hormonhaushalt wird stabilisiert.
9. Die Psyche wird stabilisiert, da das Gedankenkarussell zur Ruhe kommt.
10. Yoga fördert die Kreativität. Wenn die schlechten, negativen Gedanken zur Ruhe kommen, haben positive Gedanken die Möglichkeit, ans Tageslicht zu kommen.

Meditation

Meditation ist die Königsdisziplin, der Kern des Yoga. Sie ist eine sehr wichtige Gegenbewegung zu unserem stressbehafteten Alltag. Durch Yoga und Meditation lernen wir uns besser kennen. Indem wir uns kennen, können wir uns selbst heilen oder zumindest eine Heilung in Gang setzen. Eine der vielen positiven Wirkungen der Meditation: Sie entschleunigt. Meditation lässt uns nach innen blicken und erkennen, was wir brauchen. Wir werden zentriert und fokussiert. Meditation beruhigt und hellt unsere Stimmung auf. So wirkt sie Stresserkrankungen wie Burn-out, Depression und anderen entgegen. Während einer Meditationssitzung können wir Energie sammeln, bündeln und schließlich an jeden beliebigen Ort in unserem Körper senden. Auf diese Weise können Regenerationsprozesse im Körper in Gang gebracht oder beschleunigt werden. Mittlerweile belegen viele Studien, dass die Konzentration auf ein Körperteil genau das Gehirnareal stimuliert, welches diesen Teil im Körper steuert. Bei fortdauernder Konzentration auf diesen Bereich finden schließlich Veränderungen im sensorischen Bereich des Gehirns statt.

Forscher haben festgestellt, dass positive Emotionen wie Freude, Dankbarkeit, Vertrauen, Begeisterung und Erregung die Gesundheit stärken. Es wird ein Neuropeptid (Oxytocin) erzeugt, welches die Rezeptoren im Gehirn (in der Amygdala) abschaltet, die für Furcht und Angst zuständig sind. Sind diese Rezeptoren also mit Oxytocin besetzt, können Sie in diesem Moment keine Angst und Furcht empfinden. Sie haben es demnach in der Hand. Sie können positive Gefühle und die entsprechenden Botenstoffe produzieren. Im Umkehrschluss bedeutet das auch, dass wir durch negative und dunkle Gedanken unsere Heilung verhindern können – dies kann auch unbewusst passieren.

Es ist mittlerweile mehrfach bewiesen, dass regelmäßige Meditation bei vielen gesundheitlichen Beschwerden und psychischen Problemen hilft. Während der Meditation sind wir in der Lage, das Energiefeld unserer Zellen und um uns herum durch Gedankenkraft zu verändern. Möglicherweise klingt das für Sie seltsam. Jedoch kennen Sie sicherlich auch die Situation, dass Sie einen Raum betreten und sich sofort unwohl fühlen. Sie spüren die »schlechte Energie« in dem Raum – auch wenn Sie diese nicht sehen und auch nicht greifen können. Während der Meditation sind Zellkommunikation und Regeneration um ein Vielfaches verbessert. Durch die tiefe Atmung werden alle Zellen um ein Vielfaches besser mit Sauerstoff und Energie versorgt. Im Alltag atmen die meisten von uns viel zu flach. Dadurch kommt es zu einer Unterversorgung der ohnehin schon verhärteten Muskulatur mit Sauerstoff.

Die Meditationszeit kann als Regenerationszeit angesehen werden. Das Schöne ist: Wir können jederzeit meditieren, so oft wir wollen und so lange es uns beliebt. Wir benötigen keine Ausrüstung und keine Ausbildung. Es geht darum, sich einfach hinzusetzen oder hinzulegen und zur Ruhe zu kommen. Möglicherweise fällt es Ihnen nicht von Anfang an leicht, so still zu sitzen und in sich hineinzuhorchen. Haben Sie Geduld mit sich und Ihrem Körper. Befehlen Sie Ihrem Körper, zur Ruhe zu kommen. Manchmal helfen leise Musik oder der Blick und die Konzentration auf eine Kerzenflamme.

Meditation ist nichts, was wir wirklich lernen müssen.
Wer atmen kann, der kann auch meditieren.
Allerdings ist es etwas, was wir zulassen muüssen.
Die Beschäftigung mit sich selbst, das Hineinhören in den eigenen Körper und den Atem machen die Meditation aus.

> **!** Im Ayurveda werden regelmäßige (am besten jährliche) Fastentage empfohlen bis hin zur Panchakarma-Kur. Dadurch befreien wir den Körper von schädlichen Giften und Schlacken. Der Ayurveda spricht dann vom »Ama«. Das Ama kann sich überall im Körper ablagern und zur Ausbildung von Entzündungen und Fehlfunktionen führen. Durch das Ausleiten der Giftstoffe können Heilungsprozesse in Gang gesetzt werden. Das Mikrobiom kommt wieder ins Gleichgewicht.

Detox für den Körper: Vorbereitung

Nachdem Sie nun ganz viel über »Detox für den Geist« und die heilende Wirkung von Yoga und Meditation gelernt haben, geht es im Folgenden schwerpunktmäßig um »Detox für den Körper«, auch wenn beide Bereiche selbstverständlich eng miteinander in Verbindung stehen. Wir können erst dann Vitalstoffe aufnehmen und Gesundheit manifestieren, wenn wir vorher entgiftet haben. Auch wenn es im ersten Augenblick nach Arbeit und Anstrengung klingt, verspreche ich Ihnen, dass es sich richtig gut anfühlen wird, wenn Sie bereits nach drei Tagen Detox Ihren Körper anschauen und in ihn hineinhören. In diesem Abschnitt finden Sie den theoretischen Teil. Die Rezepte finden Sie alle gesammelt ab Seite 161.

Im Ayurveda gibt es verschiedene Verfahren, um dem Körper bei seiner Entgiftung zu helfen, darunter die bereits erwähnte Panchakarma-Kur. Wörtlich übersetzt bedeutet Panchakarma »fünf Handlungen«. Dabei handelt es sich um fünf Maßnahmen zur Reinigung des Körpers. Es ist die Königsdisziplin im Ayurveda. Es sind folgende Maßnahmen: Vamana (therapeutisches Erbrechen), Virecana (therapeutisches Abführen), Anuvasana Basti (öliger Einlauf mit medizinwerten Fetten), Asthapana Basti (Kräutereinlauf) und Nasya (Nasenspülung). Begleitet werden diese Maßnahmen von verschiedenen reinigenden Massagen. Da diese Maßnahmen sehr aufwendig sind und Sie diese weder allein zu Hause durchführen können noch sollten, erhalten Sie in den Detox-Tagen, die ich Ihnen im Folgenden vorstelle, eine »Light-Version«.

Bevor ich die Detox-Phase im Detail vorstelle, hier einige wichtige Hinweise:

- Sie brauchen 72 Stunden unverplante Zeit.
- Verzichten Sie während dieser Zeit auf jegliche Stimulanzien: auf Kaf-

fee, Alkohol, Süßigkeiten und tierische Produkte, ebenso auf Nikotin. Wenn Sie Raucher sind, gelingt es Ihnen vielleicht sogar ganz, auf das Rauchen zu verzichten. Sie wollen entschlacken und entgiften. Da ist es nicht ratsam, weitere Gifte in den Körper hineinzulassen.

- Auch digitales Detox ist wichtig. Schlechte Nachrichten, Vergleiche mit anderen, Bewertungen und schädliche Gedanken lösen destruktive Prozesse in unserem Körper aus. Sie sind ebenso Gifte wie Nikotin und Alkohol. Versuchen Sie daher, während dieser Zeit Ihre E-Mails umzuleiten und Freunden und der Familie mitzuteilen, dass Sie nicht erreichbar sind. Sie werden sehen, wie entspannend diese Zeit wird. Vermutlich werden Sie dies öfter wiederholen wollen. Heutzutage ist es ein wahrer Luxus, nicht erreichbar sein zu müssen. Wenn Sie selbstständig oder Unternehmer sind, wissen Sie, Sie haben es erst geschafft, wenn Ihr Unternehmen ohne Sie läuft – zumindest eine kurze Zeit.
- Frische Luft ist während dieser Zeit wichtig. Gehen Sie täglich raus, am besten mehrfach. Machen Sie kleine Spaziergänge im Park oder Wald. Meiden Sie jedoch kräftezehrenden Sport. Ihr Körper hat mit der Entschlackung genug zu tun.
- Wechselduschen sind sehr gut, um den Stoffwechsel anzuregen. Mit Wechselduschen und Bürstenmassagen regen Sie das Lymphsystem an. Dieses soll schließlich auf Hochtouren arbeiten und die Schlacken und Gifte abtransportieren.
- Trinken Sie viel, um den Körper beim Entgiften zu unterstützen – mindestens zwei bis drei Liter pro Tag, am besten warmes Wasser. Gerne können Sie dieses mit Ingwer verfeinern. Das hat den positiven Effekt, dass das Wasser Geschmack erhält und Ingwer zusätzlich den Kreislauf ankurbelt. Zusätzlich können Sie auch noch Zitrone ins Wasser geben. Allerdings sollten Sie Zitronenwasser nicht den ganzen Tag über schluckweise trinken. Die Säure kann nämlich zu empfindlichen Zähnen führen. Zitronenwasser deshalb am besten in einem Zug austrinken.
- Während der Detox-Tage ist der Speiseplan weder reichhaltig noch spannend, darum geht es auch nicht. Es geht darum, dass Ihr Körper entgiftet und nur Kost erhält, die basisch verstoffwechselt wird. Zusätzlich soll der Darm entlastet werden, daher handelt es sich um breiige Kost und Suppen.

Diese Dinge sollten Sie im Haus haben:

- Einen schönen DIN-A5-Block, den Sie als Tagebuch verwenden können
- Zum Ölziehen: Sesamöl oder Kokosöl oder Zungengel von Muskanadent plus Zungenschaber (siehe Seite 146)
- Viel frischen Ingwer und Zitronen
- Fencheltee oder typgerechte ayurvedische Tees
- 1 kg Basmatireis
- Einige Äpfel, Aprikosen
- Ghee (das ist geklärte ayurvedische Butter; Sie finden sie im Reformhaus)
- 250 g Mung Dal (Mungbohnen)
- Zutaten für die Minestrone auf Seite 166 (falls Sie diese zubereiten wollen)
- Gewürze wie Kardamom, Paradieskörner, Zimt, Vanille, Nelken, Sternanis, Kreuzkümmelsamen, Ajwain (indischer Kümmel), Garam Masala (indische Gewürzmischung), Salz, Pfeffer, ayurvedische Gewürzmischung für Süßspeisen
- Chyavanprash (wenn Sie es mit warmer Milch trinken wollen; siehe Seite 163)
- Zutaten für den Frühstückssmoothie auf Seite 163 (wenn Sie diesen zubereiten wollen)

Tagesrhythmus in der Detox-Phase

Selbstverständlich dürfen Sie während Ihrer Detox-Tage lange ausschlafen, jedoch empfehle ich Ihnen das nicht. Wenn Sie sich an den tageszeitlichen Rhythmus im Ayurveda halten, haben Sie viel mehr vom Programm. Wenn Sie in der Vata-Zeit aufstehen, trägt die Vata-Energie Sie viel besser durch die Entschlackung und Entgiftung, als wenn Sie erst in der langsamen Kapha-Zeit aufstehen. Sie erinnern sich: Vata steht für Luft, Raum und Transport. Außerdem brauchen Sie ausreichend Zeit für eine ausgiebige Morgenroutine. Diese empfehle ich Ihnen unbedingt. Erst dann wird das Programm ayurvedisch ganzheitlich. Grundsätzlich sehen alle Detox-Tage gleich aus.

Die folgende Tabelle soll Ihnen Leitfaden und Orientierungshilfe sein. Sie stellt eine klassische ayurvedische Vorgehensweise dar. Fühlen Sie sich frei, den Tagesablauf nach Ihrem Geschmack zu verändern.

Tagesrhythmus im Ayurveda	
Tageszeit	**Empfohlene Aktivität**
6.30 Uhr	Aufstehen Nachdem Sie Ihre Blase entleert haben, ziehen Sie Öl und reinigen Sie Ihre Zunge. Auf diese Weise beseitigen Sie gleich ganz viele Giftstoffe, die über die Zunge ausgeschieden werden, und aktivieren die Entgiftungsorgane Leber und Nieren. Im Anschluss putzen Sie Ihre Zähne. Dann trinken Sie 2–3 Gläser heißes Wasser. Das heiße Wasser regt den Stoffwechsel an und hilft Ihrem Körper, Schlackstoffe besser auszuscheiden. Am besten ist, Sie ziehen gleich Sportkleidung an.
7.00 Uhr	Meditation Freuen Sie sich auf die Zeit, die Sie nur sich selbst widmen. Wenn Sie es nicht gewohnt sind zu meditieren, setzen Sie sich einfach mit Ihrem heißen Wasser ruhig hin, schauen aus dem Fenster und horchen in sich hinein. Sie brauchen nichts zu erwarten und nichts zu tun. Bleiben Sie einfach still. Ganz gleich, ob es draußen noch dunkel oder bereits hell ist, schauen Sie einfach in die Ferne. Wenn Sie mögen, können Sie sich einige Gedanken, die Ihnen in den Sinn kommen, aufschreiben. Wenn Sie am Morgen normalerweise immer in Hektik sind und jede Minute verplant ist, kommt es Ihnen nun sicherlich ungewohnt vor. Nehmen Sie es einfach als eine wertvolle Erfahrung. Sie haben nun Zeit für Ihre Gedanken. Trinken Sie im Anschluss wieder heißes Wasser.
7.30 Uhr	Sport Nun werden Sie aktiv. Sie können gerne einige Yoga-Asanas absolvieren oder zum Joggen oder Walken an die frische Luft gehen. Machen Sie das, worauf Sie am meisten Lust haben. Wichtig ist, dass Sie Ihren Körper aktivieren.
8.15 Uhr	Trinken Sie eine Tasse Ingwerwasser.
8.30 Uhr	Duschen und Massieren Wechselduschen regen den Kreislauf und Stoffwechsel an. Im Ayurveda werden Ölmassagen mit Sesamöl empfohlen. Probieren Sie es aus – es ist eine Wohltat. Massieren Sie nach dazu dem Duschen mit wenig Öl zunächst Ihre Fußsohlen, dann die Knöchel, die Knie, die Ellenbogen und den Haaransatz. Machen Sie sich keine Gedanken über Ihre Frisur. Es sind ganz besondere Tage, die nur Ihnen gehören.

9.00 Uhr	Frühstück
Zwischendurch	Trinken Sie viel warmes Wasser, am besten jede halbe Stunde ein Glas. So halten Sie die Ausleitung in Gang. Eine halbe Stunde vor dem Mittagessen können Sie ein Glas Traubensaft mit Wasser verdünnt trinken.
12.30 Uhr	Leichtes Mittagessen
Nachmittag	Ruhen Sie sich aus, entspannen Sie, schlafen Sie jedoch nicht, denn dann verlangsamt sich Ihr Stoffwechsel. Machen Sie einen Spaziergang an der frischen Luft, lesen Sie ein gutes Buch oder hören Sie Musik.
Zwischendurch	Trinken Sie viel warmes Wasser, am besten jede halbe Stunde ein Glas. Gerne können Sie auch Kräutertees (Fencheltee oder ayurvedische typgerechte Tees) trinken oder Ingwerwasser.
18.00 Uhr	Leichtes Abendessen Nach dem Abendessen dürfen Sie den Tag entspannt ausklingen lassen. Gerne können Sie nochmals einen kleinen Spaziergang unternehmen oder eine ausgedehnte Meditation durchführen.
20.00 Uhr	Gönnen Sie sich eine Fußmassage mit Ghee oder einem Öl, welches Sie besonders mögen.
22.00 Uhr	Schlafenszeit

Die Detox-Tage sind Ihre ganz besonderen Tage, an denen Sie sich mit sich selbst beschäftigen sollten. Nutzen Sie die Zeit, die Sie sonst mit Geschäftigkeit füllen würden, dafür, Gedankenhygiene zu betreiben. Wichtig ist hier zu wissen, dass das Entschlacken, Lösen und Ausleiten von Schlacken für den Körper Schwerstarbeit bedeutet. Er braucht viel mehr Ruhe als sonst.

Nach den Detox-Tagen sind Sie auf allen Ebenen optimal gereinigt und entspannt und können diesen Prozess dann in den darauffolgenden Wochen weiterführen und so Stück für Stück und Tag für Tag mehr in Ihre Gesundheit kommen.

Wenn Sie die Detox-Phase erfolgreich abgeschlossen haben: Seien Sie stolz auf sich! Sie haben einen großen Schritt in Richtung Gesundheit, gesundes Mikrobiom, starkes Immunsystem und gesundes Zahnfleisch getan. Suchen Sie sich zwei Drittel der Dinge aus, die Sie von nun an weiterführen möchten. Grundsätzlich empfehle ich, einen Detox-Tag pro Woche durchzuführen.

PHASE 2: AUFBAU EINER GESUNDEN DARMFLORA UND EINES STABILEN MIKROBIOMS

Die Detox-Phase ist nun beendet. Sie war sehr wichtig, um den Kopf von negativen Glaubenssätzen und den Darm von Schlacken zu befreien. Nun können wir damit beginnen, eine gesunde Darmflora und ein stabiles Mikrobiom aufzubauen.

Wie bereits erwähnt, ist die Phase 2 in vier Wochen unterteilt, von denen jede einem bestimmten Schwerpunkt gewidmet ist bzw. ein bestimmtes Motto hat. Das jeweilige Wochenprogramm zum Motto stelle ich im Folgenden ausführlich vor, die Rezepte für Phase 2 finden Sie ab Seite 167.

Woche 1: Gedankenhygiene in Bezug auf unsere Zähne

In der ersten Woche möchte ich die positiven Glaubenssätze, die wir in der Detox-Phase begonnen haben aufzuschreiben, noch verfestigen und in Bezug auf Ihre Zähne noch erweitern. Denn nicht nur die Zähne benötigen Hygiene, sondern auch unsere Gedanken. Dies ist in unserer Welt nicht sehr verbreitet, für einen dauerhaften Erfolg und die dauerhafte Gesundheit jedoch unerlässlich. Denn unsere Gedanken beeinflussen das Mikrobiom und somit unser Immunsystem und unsere Gesundheit – genauso wie umgekehrt.

Ich möchte, dass Sie eine positive Grundhaltung in Bezug auf Ihre Zahngesundheit und die Regenerationsfähigkeit Ihres Körpers haben. Ich möchte, dass Sie von Ihren Zähnen ein strahlendes Bild haben. Sie sollen Ihre Schmuckstücke sein, mit denen Sie alles problemfrei essen und kauen können.

Wir wissen heute, dass es nicht darauf ankommt, wie gut die Zähne von Mutter oder Vater waren. Nicht die Gene spielen die entscheidende Rolle, son-

> **!** Eine perfekte Zahn- und Mundpflege besteht aus der Reinigung der Zahn*flächen* mit einer Bürste, der Reinigung der Zahn*zwischenräume* mit Zahnseide und Zahnzwischenraumbürstchen und der Reinigung der *Zunge*.

dern die Umgebung, in der wir leben, unsere Nahrung und unser Verhalten.

Wir schauen nun auf Seite 117 und wandeln jeden negativen Glaubenssatz zu unseren Zähnen in einen positiven Satz um. Die positiven Sätze belassen wir. Diese feiern wir! Das sind die Gedanken, die uns bisher schon gute Dienste geleistet haben. Nun bitte ich Sie, die rechte Spalte der Tabelle auszufüllen.

Woche 2: Die perfekte Zahn- und Mundpflege

Grundvoraussetzung für ein gesundes, straffes Zahnfleisch und feste Zähne ist eine gute und solide Zahnpflege. In der Praxis beobachte ich immer wieder Menschen, die sich mit ihrer Zahnpflege richtiggehend unter Druck setzen. Das muss jedoch gar nicht sein. Jedoch ist es wichtig, einige Dinge zur Zahn- und Mundpflege zu wissen. Mein Wunsch für Sie ist es, dass Sie Ihre Zähne bewusst und mit Freude reinigen und sich jeden Tag daran erfreuen, auf diesem Wege viel für Ihre Gesundheit zu tun.

In Folge erhalten Sie einiges an grundsätzlichem Wissen für Ihre perfekte Zahn- und Mundpflege. Schauen Sie gerne in Ihrer Liste auf Seite 112 nach, was Sie davon bereits wussten und praktizieren, und notieren Sie sich, was Sie in Zukunft ändern möchten.

Reinigung der Zahnflächen

Wie häufig und wann sollte man die Zähne reinigen?

Ich denke, jeder kennt den Spruch »Dreimal täglich die Zähne putzen«. Ihren Ursprung hat diese Aussage in der Tatsache, dass die Menschen drei Mahlzeiten am Tag aßen. Heutzutage snacken jedoch viele zwischendurch. In der Praxis höre ich dann tatsächlich, dass manche fünfmal am Tag ihre Zähne putzen. Die meisten jedoch reinigen zweimal pro Tag ihre Zähne, und das ist auch völlig ausreichend. Es reicht sogar aus, nur einmal innerhalb von 24 Stunden die Zähne zu reinigen. Bei der Reinigung kommt es jedoch darauf an, dass wirklich alle Zahnflächen gründlich gereinigt werden. Wenn Sie jetzt denken: »Ja, klar«, dann darf ich Ihnen mitteilen, dass die meisten Menschen tatsächlich *nicht* alle Flächen regelmäßig reinigen. Sie tun dies nicht absichtlich, sondern aus Bequemlichkeit. Die Zähne zu putzen ist zwar eine leidige Pflicht, jedoch ziemlich langweilig und unsexy.

Wann ist der beste Zeitpunkt zum Zähneputzen?

Der beste Zeitpunkt ist nach einer Mahlzeit, weil dann davon auszugehen ist, dass Sie einige Zeit keine Nahrung in den Mund schieben und das System Zeit hat, sich zu regenerieren. Der Speichel hat Zeit, neutral zu werden und die Zähne zu mineralisieren.

Wenn Sie jedoch zwischen den Hauptmahlzeiten essen, müssen Sie nicht jedes Mal Ihre Zähne putzen. Es ist viel sinnvoller, wenn Sie Ihre Zähne ein- bis zweimal am Tag wirklich gründlich reinigen. Wie schon gesagt: Einmal am Tag jedoch *ganz gründlich* genügt.

Wie lange sollte gereinigt werden?

In den Medien hören wir immer wieder, dass die Zähne drei Minuten gereinigt werden sollen. Es gibt sogar Zahnputzuhren und Zahnbürsten, die auf diese Zeit programmiert sind. Diese Zeit ist jedoch nie gemessen worden und ist in Wirklichkeit auch individuell unterschiedlich. Die Zahl ist eine Erfindung der Werbung. Wichtig und richtig ist jedoch, dass wir eine gewisse Zeit brauchen, um den Zahnbelag zu entfernen und die Zähne sauber zu bekommen. Je nachdem, wie aufwendig die Zahnzwischenraumpflege ist, dauert das Zähneputzen dann zwischen drei und fünf Minuten.

Wie sieht eine perfekte Zahnbürste aus?

Eine gute Zahnbürste sollte einen kleinen Bürstenkopf haben, damit man mit diesem überallhin gelangen kann. Es ist wichtig, mit diesem Bürstenkopf auch am Zahnfleischrand zu reinigen, denn genau dort sammeln sich viele Beläge.

Die perfekte Zahnbürste hat folgende Eigenschaften:

- Kleiner Bürstenkopf. Grundsätzlich gilt: Je kleiner der Bürstenkopf, desto gründlicher wird geputzt. Vorausgesetzt, es wird an alle Flächen gedacht.
- Abgerundete, gerade und dichte Borsten
- Gerades Borstenfeld

Eine perfekte Zahnbürste muss nicht elektrisch oder mit Schall sein. Eine »normale« Handzahnbürste genügt vollkommen. In der Praxis beobachte ich jedoch immer wieder, dass viele Menschen sich mit einer elektrischen oder mit einer Schallzahnbürste leichter tun. Dies resultiert meiner Meinung nach aus zwei Effekten:

- Es wird bewusster geputzt.
- Der Bürstenkopf ist klein genug, um in jede Ecke zu gelangen.

Worauf ist bei der Zahnpasta zu achten?

Was den Geschmack angeht, hat selbstverständlich jeder seine Vorlieben, und

Tipp für das Zähneputzen

Verwenden Sie eine Einbüschelzahnbürste. Allerdings brauchen Sie für die Verwendung Geduld. Diese Bürste zwingt Sie dazu, jeden Zahn einzeln zu reinigen, und das ist das Gute daran. Die meisten Menschen huschen mit der Zahnbürste nur schnell über die Zähne und wundern sich dann, dass der Zahnarzt meint, sie hätten nicht gründlich geputzt. Es ist wie beim Schuheputzen: Denken Sie an jeden Zahn einzeln und versuchen Sie, diesen von allen Seiten zu reinigen.

das ist auch gut so. Ich habe jedoch häufig das Gefühl, dass den meisten Menschen gar nicht bewusst ist, wie viel Substanzen aus der Zahnpasta unsere Mundschleimhaut aufnimmt. Es ist nämlich enorm. Die Mundschleimhaut nimmt innerhalb von Sekunden alles auf, womit sie in Kontakt kommt. Dabei macht sie keinen Unterschied, ob es sich um eine gute oder schädigende Substanz handelt.

Folgende Punkte sind bei der Auswahl der Zahnpasta besonders wichtig:

- Der RDA-Wert sollte unter 50 liegen. Das ist der Abrasionswert. Höhere Werte schmirgeln Ihre Zahnoberfläche auf. Sie finden diesen Wert auf der Tube oder beim Hersteller. Die meisten Firmen schreiben ihren Abrasionswert auf die Tube, wenn dieser niedrig ist, um damit zu werben. Allerdings gibt es viele Biopasten, die marketingtechnisch noch nicht so entwickelt sind und diesen Wert nicht auf der Tube stehen haben.
- Achten Sie darauf, dass in Ihrer Zahnpasta keine Tenside und Parabene enthalten sind.
- Sie sollte ebenso keine Konservierungsstoffe, künstlichen Aromen und Farbstoffe enthalten.
- Die Zahnpasta sollte basisch sein. Da die meisten – zumindest die herkömmlichen Zahnpasten eben nicht basisch sind, finden Sie hierzu leider keine Angaben auf der Tube. Allerdings sollten Sie wissen, dass alle Konservierungsstoffe, künstliche Aromen und weitere chemische Zusätze sauer sind. Daher gilt: Eine Biozahnpasta ohne künstliche

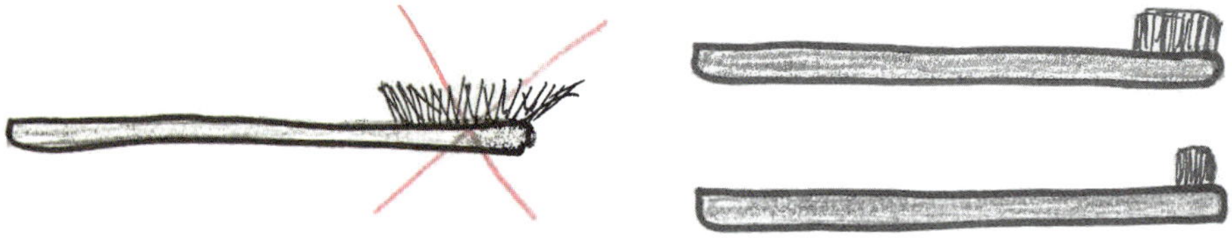

Drei verschiedene Zahnbürstentypen: eine zu lange genutzte Zahnbürste, eine Zahnbürste mit kleinem Kopf und geradem Borstenfeld und eine Einbüschelzahnbürste

Aromen, Färbemittel und Konservierungsstoffe ist in der Regel im basischen Bereich. Schauen Sie jedoch unbedingt auf die Tube. Vertrauen Sie dem Begriff »bio« nicht. Er ist nicht gesichert.

- Sie sollte Mineralien für die Zähne (Kalzium, Magnesium, Zink) enthalten. Fluoride sind ebenso stärkend für die Zähne, haben jedoch auch etliche Nachteile für den Gesamtorganismus. Wie die anderen Bestandteile werden sie über die Mundschleimhaut ungehindert aufgenommen und sammeln sich im Körper an. Aus diesem Grund lautet meine Empfehlung: Verwenden Sie für den täglichen Gebrauch eine Zahnpasta ohne Fluoride.
- Weiterhin sollte die Zahnpasta Pflegestoffe für das Zahnfleisch enthalten. Gute Kräuter sind zum Beispiel Neem, Kamille und Salbei.

Reinigung der Zahnzwischenräume

Was ist besser: Zahnseide oder Zahnzwischenraumbürstchen?

Die Reinigung der Zahnzwischenräume ist wichtig, da wir sonst 30 Prozent der Zahnflächen ungesäubert ließen. In den Zahnzwischenräumen sammeln sich 90 Prozent aller Bakterien, und diese können sich ungehemmt vermehren, wenn wir sie nicht dabei stören. Genau von dort aus entwickeln sich viele Karieslöcher und genau dort beginnt die Parodontitis. Aus diesem Grund sollte unser Augenmerk ganz besonders auf den Zahnzwischenräumen liegen.

Die Zahnzwischenräume können wir nicht mit einer Zahnbürste reinigen – auch wenn so manche Werbung uns das glauben lassen möchte. Wir brauchen dafür spezielle Tools. Zur Verfügung stehen uns verschiedene Zahnseidearten, Sticks, Zahnhölzer und Zahnzwischenraumbürstchen.

Da die Zahnflächen nicht gerade geometrisch sind, sondern Krümmungen und Grübchen aufweisen, genügt die Reinigung mit Zahnseide nicht. Die Zahnseide hat ihre Berechtigung in Bereichen, die sehr, sehr eng sind, daher sollte sie nicht aus unserem Badezimmer verschwinden. Kleine Bürstchen sind jedoch viel effektiver, um die Bereiche zwischen den Zähnen zu säubern. Bei den Bürstchen kommt es auf die richtige Größe an. Es kann durchaus passieren, dass Sie zwei oder drei unterschiedliche Bürstchen für die Reinigung Ihrer Zähne benötigen. Grundsätzlich kann man sagen: Verwenden Sie für einen Zahnzwischenraum jeweils das Bürstchen, welches gerade hineinpasst. Am besten ist es, wenn Ihre Dentalhygienikerin oder Ihre Zahnärztin die passenden Größen heraussucht.

Wie wende ich Zwischenraumbürstchen und Zahnseide richtig an?

Gehen Sie mit einem Zwischenraumbürstchen zwei- bis dreimal in einen Zahnzwischenraum, spülen Sie es kurz unter fließendem Wasser aus, wenn Sie Ablagerungen bemerken, und gehen Sie dann in den nächsten Zahnzwischenraum. So arbeiten Sie sich durch alle Zahnzwischenräume. Vermutlich müssen Sie zwischendurch die Größe ändern. Es ist sehr unwahrscheinlich, dass Sie mit einer Bürstchengröße hinkommen. Meistens stehen die Schneidezähne enger zusammen. Versuchen Sie jedoch immer, jeden Zahnzwischenraum mit einem Bürstchen zu reinigen. Grundsätzlich können Sie ein Zwischenraumbürstchen mehrfach verwenden. Reinigen Sie es nach dem Gebrauch unter fließendem Wasser. Wenn es verbogen ist und keinen Stand mehr hat, sollten Sie es wegwerfen.

Zahnseide können Sie nur einmal verwenden. Reißen Sie ein ca. 30 cm langes Stück Zahnseide ab. Wickeln Sie die Enden jeweils um den Ring- oder Zeigefinger, sodass Sie es gut halten können. Greifen Sie es mit Zeigefinger und Daumen dann kurz, um eine gute Führung zu haben. Gehen Sie mit der Zahnseide in den Zahnzwischenraum so tief (auch unter das Zahnfleisch) hinein, wie es geht, jedoch ohne sich zu verletzen, legen Sie die Zahnseide an einen Zahn und gehen mit kleinen schabenden Bewegungen nach oben. Anschließend gehen Sie in den gleichen Zahnzwischenraum erneut hinein und legen die Zahnseide an die andere Zahnfläche an, gehen wieder mit schabenden Bewegungen nach oben. Anschließend ist der nächste Zahnzwischenraum dran. Hierfür verwenden Sie eine frische Stelle an Ihrem Zahnseidefaden.

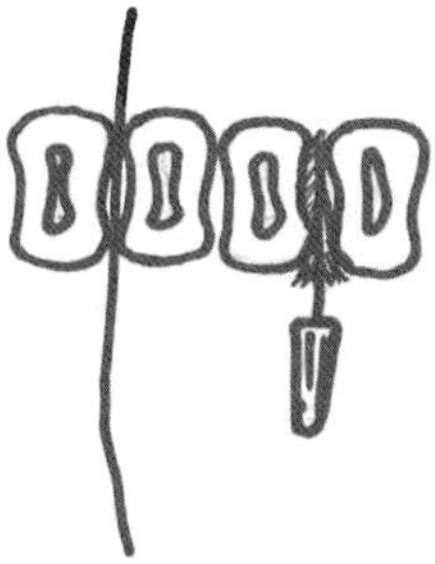

Zahnseide und Zahnzwischenraumbürstchen im Vergleich

Lassen Sie sich den Gebrauch von Ihrer Dentalhygienikerin demonstrieren. Sehr gerne können Sie auf meinem YouTube-Kanal kleine Videos dazu anschauen.

Reinigung der Zunge

Im Mund befinden sich über 500 unterschiedliche Bakterienarten. Für eine gesunde Mundflora ist ein bestimmtes Keimmilieu notwendig. Die Bakterien im Mund finden zwischen den Zungenpapillen immer ein lauschiges Plätzchen und können geschützt gedeihen und sich schön vermehren.

Bestimmte Bakterienstämme sind für uns sehr wichtig. Genauso wie im Darm sind sie sogar lebensnotwendig. Immerhin beginnt im Mund der Verdauungsprozess. Es gibt jedoch nicht nur gute Bakterien. Diejenigen, die für uns schädlich sind, sollten entfernt werden. Jedoch gelangen täglich durch unsere Nahrung, durch ungenügende Zahnpflege, abgestorbene und abgestoßene Zellen Keime in Überzahl in den Mund, die uns schaden. Diese Bakterienstämme führen zur Bildung von Zahnbelag, Mundgeruch und schädigen das Zahnfleisch.

Zusätzlich werden in der Nacht Zellabfallstoffe und abgestorbene Zellen über die Zunge ausgeschieden. Diese befinden sich dann am Morgen auf der Zungenoberfläche. Deshalb ist eine effektive Zungenreinigung am Morgen vorzunehmen. Dann können nämlich alle Zellabfallprodukte und Giftstoffe, die sich über Nacht angesammelt haben, beseitigt werden.

Die Zungenreinigung erfolgt mit einem Zungenschaber. Sie können die Zungenreinigung auf zweierlei Arten durchführen: auf die klassische ayurvedische oder auf die moderne und schnelle westliche Art.

! Das Wohlergehen der Zunge beeinflusst die Gesundheit von Leber und Nieren und somit des ganzen Menschen. Aus diesem Grund ist eine passende Zungenpflege ein Muss.

1. Die klassische ayurvedische Variante

Im Ayurveda geht dem Zungenschaben das Ölziehen voraus. Dies ist auch sehr sinnvoll, denn wir benötigen ein Medium, ein Bindemittel für die Keime, die gelöst werden. Obwohl von vielen Menschen als kompliziert empfunden, ist das Ölziehen mit anschließendem Zungenschaben sehr einfach und kann wirklich unkompliziert in die Tagesroutine eingebaut werden. Die einzigen Hindernisse könnten die notwendige Zeit sein, obwohl dies bei genauem Hinsehen oftmals eine Ausrede ist, und der Geschmack des Öls. Tatsächlich: Wenn Sie es absolut nicht mögen, Öl im Mund zu halten, dann ist diese Methode nichts für Sie. In dem Fall wählen Sie die moderne westliche Variante.

Ölziehen soll dem Körper vor allem Schadstoffe entziehen und nützliche Mikronährstoffe wie Antioxidantien, die die Zellen schützen, über die Schleimhäute in den Organismus schleusen. Wissenschaftlich belegt ist diese Methode noch nicht. Vor allem Menschen in Indien und Russland wissen aber schon seit vielen Jahrhunderten um die gesundheitsfördernden, positiven Auswirkungen des Ölziehens auf den gesamten Organismus. Es wird gegen alle Arten von Beschwerden verwendet.

Durch das Schwenken von Öl im Mundraum soll die Mundschleimhaut dazu angeregt werden, Giftstoffe und Krankheitserreger abzusondern. Das Öl bindet diese Erreger und Schadstoffe, die dann damit nach der Prozedur ausgespuckt werden. Bakterien, die sich besonders gerne von Zucker ernähren, können durch die Säure ihrer Stoffwechselprodukte den Zahnschmelz angreifen. Durch Schäden in der Struktur des schützenden Zahnschmelzes können sie auch direkt in die Zahnsubstanz eindringen und dort ihr Unwesen weiter treiben. Bestimmte Öle können diese Bakterien auflösen und die Zähne zusätzlich mit Mineralien versorgen, die den Schmelz robuster machen. Sie reagieren nur mit den pathogenen Bakterien. Als Öle eignen sich Oliven-, Kokos- oder Sesamöle oder Gemische verschiedener Öle, die oftmals noch mit Pfefferminze angereichert sind. Bei diesen Ölen wurden in Studien besonders mikrobiotische und antibakterielle Wirkungen nachgewiesen. Kokosöl hellt auch die Zähne auf. Sie können aber auch Sonnenblumenöl, Leinöl, Distelöl oder Erdnussöl verwenden. Für welches Öl Sie sich entscheiden, kommt ganz auf die erwünschte Wirkung und Ihren persönlichen Geschmack an. Zu empfehlen sind kalt gepresste, native Öle in Bioqualität. Sie sollten frei von Pestiziden oder chemischen Zusätzen sein.

Schließlich möchten Sie entgiften und Ihren Körper nicht noch mehr mit Giftstoffen belasten. Konventionelle Öle mit Zusätzen würden daher die Wirkung verringern.

Und so funktioniert das Ölziehen: Nehmen Sie einen Teelöffel Öl in den Mund und bewegen Sie es bis zu 20 Minuten lang hin und her. Ziehen Sie dann das Öl zwischen den Zähnen durch (so gut es eben geht) – der Begriff »Ölziehen« leitet sich davon ab. Durch den langen Aufenthalt im Mund bindet das Öl Gifte, die sich im Mund und auf der Zungenoberfläche befinden.

Am Ende spucken Sie das Öl in eine Papierserviette, die Sie in den Müll werfen. Bitte nicht ins Waschbecken oder in die Toilette spucken, da es sonst zu Ablagerungen und irgendwann zu Verstopfungen kommen kann. Schlucken Sie das Öl auf keinen Fall herunter. Schließlich enthält es am Ende des Ölziehens Bestandteile, die Sie loswerden möchten.

Es ist übrigens nicht notwendig, während des Ölziehens ruhig im Sitzen oder Stehen zu verharren. Sie können gerne andere Dinge im Bad oder Haus verrichten.

Nach dem Ölziehen schaben Sie die Zunge mit einem Zungenschaber ab und spülen den Mund mehrmals mit lauwarmem Wasser.

Ein Zungenschaber ist ein Utensil, welches optimalerweise eine glatte Oberfläche und abgerundete Kanten hat – ähnlich wie ein Löffel. Daher kann man tatsächlich als Alternative zum Schaber auch einen Löffel verwenden. Klassischerweise ist ein Zungenschaber aus Kupfer, Silber oder Edelstahl. Diese Materialien lassen sich gut

Ölziehen

Mischen Sie das Öl zum Ölziehen selbst an (die fertigen Gemische sind oftmals sehr teuer.) Gießen Sie dazu Ihr Lieblingsbasisöl – das kann ein Lein-, Sesam- oder Olivenöl sein – in eine kleine Flasche und geben einige Tropfen ätherisches Öl hinzu. Zu empfehlen sind Pfefferminze oder Basilikum. Während Basilikum das Zahnfleisch beruhigt, erfrischt Pfefferminze leicht den Atem.

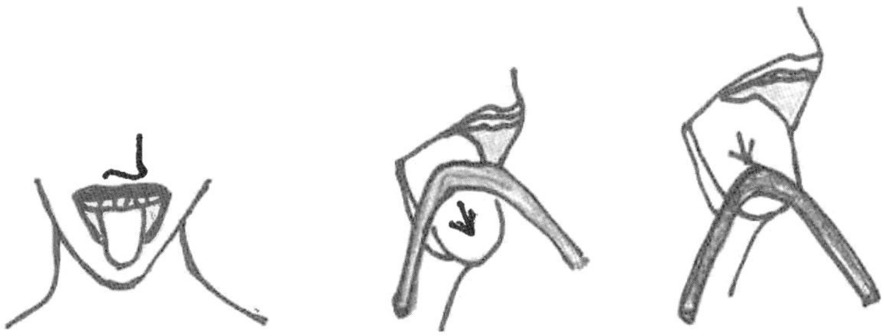

Zungenreinigung

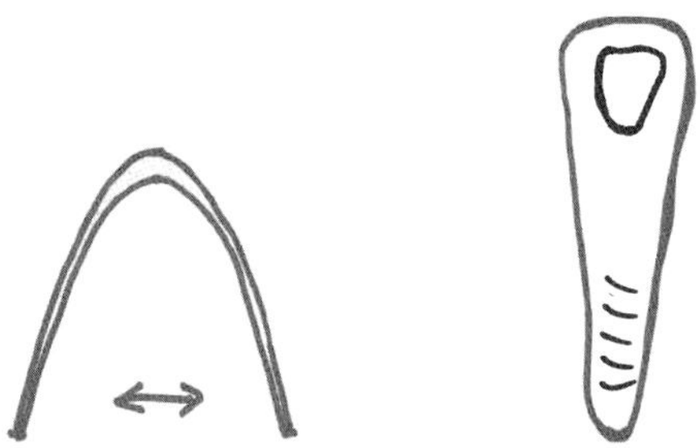

Klassischer ayurvdischer Zungenschaber und moderner Zungenschaber

säubern und sind antibakteriell. Der Zungenschaber wird zwei- bis dreimal sanft von hinten nach vorn auf der Zunge geführt. Es ist eine Bewegung wie beim Fensterputzen. Es gibt aber auch moderne Zungenschaber aus Kunststoff in verschiedenen Formen (siehe Zeichnung). Oft haben sie an der Seite Borsten, mit denen ein Mittel eingerieben werden kann. Wie eine Zahnbürste sollte ein moderner Zungenschaber alle drei Monate oder nach einem Infekt ausgewechselt werden.

2. Die moderne, schnelle westliche Variante

Für die schnelle Variante verwenden Sie ein natürliches Zungengel, welches die Bakterien auf der Zunge bindet, ohne die Mundflora zu zerstören (ich empfehle das Zungengel von Muskanadent).

Und so wird es gemacht: Sie reiben eine erbsengroße Menge des Zungengels auf der Zunge ein. Bitte tun

Sie das ganz sanft mit Ihrer Zahnbürste. Anschließend schaben Sie das Gel mit einem Zungenschaber weg. Dieser Prozess dauert ca. 10 Sekunden.

Die 10 häufigsten Fehler bei der Zahn- und Mundpflege

Die folgenden 10 Fehler beobachte ich seit Jahrzehnten in der Praxis und möchte sie daher mit Ihnen teilen, damit Sie nicht in diese Fallen tappen.

Fehler 1: Die Zahnbürste wird viel zu selten ausgewechselt. Faustformel: Alle drei Monate oder nach einem Infekt die Zahnbürste auswechseln, da Sie sich sonst immer wieder mit den gleichen Keimen infizieren. In den Zahnbürstenborsten können sich die Keime auch wunderbar vermehren. Nach ca. drei Monaten haben sie Kolonien gebildet und können uns krank machen. Übrigens: Verwenden Sie bitte keine Zahnbürsten mit Naturborsten, denn diese sind erstens nicht abgerundet und die Verletzungsgefahr ist größer und zweitens quellen sie noch mehr auf und trocknen gar nicht zwischen den einzelnen Putzzeiten. Aus diesem Grund vermehren sich Keime auf ihnen besonders gut. Weiterhin rate ich Ihnen auch von den auf den ersten Blick zwar praktischen Kunststoffboxen für die Zahnbürsten ab, denn in ihnen bleiben die Borsten häufig feucht. Damit die Keime auf den Borsten zwischenzeitlich absterben können, ist es notwendig, dass die Zahnbürste trocknen kann.

Fehler 2: Sie reinigen nur 70 Prozent der Zahnflächen. Dies ist dann der Fall, wenn Sie die Zahnzwischenräume nicht reinigen. Unabhängig davon, ob Sie eine Handzahnbürste, eine elektrische oder eine Schallzahnbürste verwenden, sollten Sie für die Reinigung der Zahnzwischenräume zusätzliche Hilfsmittel verwenden. Das sind Zahnseide und Zahnzwischenraumbürstchen.

Fehler 3: Sie verwenden für die Reinigung der Zahnzwischenräume nur Zahnseide. Das reicht deswegen nicht aus, weil die Zahnflächen nicht geometrisch gerade sind, sondern voller Nischen und Wölbungen. Diese können Sie nur mit einem passenden Zahnzwischenraumbürstchen erreichen.

Fehler 4: Sie reinigen zu selten und zu kurz. Drei bis vier Minuten sollten Sie schon für die Reinigung Ihrer Zähne einplanen. Mindestens einmal innerhalb von 24 Stunden sollten Sie Ihre Zähne gründlichst reinigen, besser zweimal pro Tag, also morgens und abends.

Fehler 5: Sie reinigen zum falschen Zeitpunkt. Nach dem Verzehr von Säure, also Obst, ist es wichtig, 20 Minuten zu warten, bis Sie zur Zahnbürste greifen. Besser ist, Sie spülen den Mund erst einmal mit Wasser aus.

Fehler 6: Die Zunge wird vernachlässigt oder gar vergessen. Eine sanfte und tägliche Zungenreinigung sollte zu Ihrem Morgenritual gehören. Auf der Zunge befinden sich ebenso wie in den Zahnzwischenräumen unzählige Bakterien, die Ihnen schaden können, wenn sie sich ungehindert vermehren. Zusätzlich ist die Zunge ein wichtiges Entgiftungsorgan. Durch die tägliche Zungenreinigung aktivieren Sie die weiteren Entgiftungsorgane Leber und die Nieren. Die Anleitung zur Zungenreinigung finden Sie auf Seite 146.

Fehler 7: Sie verwenden die falsche Zahnpasta. Wie bei allem können wir auch beim Kauf der Zahnpasta viel falsch machen. Die wichtigsten Kriterien zur Auswahl der richtigen Zahnpasta habe ich auf Seite 141 erläutert.

Fehler 8: Sie verwenden desinfizierende Mundwässer. Das ist nicht sinnvoll, da Sie auf die meisten Bakterien in Ihrer Mundhöhle angewiesen sind. Desinfektionsmittel haben in Ihrem Mund nichts verloren. Sie zerstören nur Ihre Mundflora und somit Ihr Mikrobiom.

Fehler 9: Sie verwenden regelmäßig Bleaching-Pasten. Dies ist nicht zu empfehlen, da diese regelmäßig und dauerhaft angewendet den Schmelz schädigen. Sie beinhalten nämlich grobe Abrasionsstoffe, die den Zahnschmelz aufrauen.

Fehler 10: Sie sind der Meinung, Sie brauchen die professionelle Zahnreinigung beim Zahnarzt nicht. Die Wahrheit ist: Kein Mensch kann wirklich alle Zahnbereiche perfekt reinigen. Bei der professionellen Zahnreinigung werden sämtliche Bereiche, die Ecken und Nischen, die Sie nicht gut erreichen können, gründlichst gereinigt. Wie häufig die professionelle Zahnreinigung wichtig für Sie ist, kann nur Ihre Zahnärztin oder die Dentalhygienikerin beurteilen.

Woche 3: Gute Ernährung

Kaum ein anderer Faktor trägt so viel zu unserer Gesundheit bei wie die richtige Ernährung. Wie ernähren wir uns denn richtig? Was ist artgerecht? Es besteht ein großer Unterschied zwischen dem, was uns satt macht und füllt, und dem, was uns nährt. Ich denke, es ist jedem bewusst, dass denaturierte, verarbeitete Nahrung kaum etwas mit guter Ernährung zu tun hat. Eigentlich ist es ganz einfach: Alles, was in der freien Natur wächst und die Sonnenenergie aufgefangen hat, enthält viele wertvolle Substanzen für uns und nährt uns. Davon sollten wir möglichst viel zu uns nehmen.

Im Ayurveda spielt die Ernährung eine ausschlaggebende Rolle. Für die Gesunderhaltung unseres Körpers ist es immens wichtig, dass er genügend Vitalstoffe und Mineralien erhält. Jedoch ist eine gute Ernährung viel mehr als die Summe der Bestandteile, die auf unserem Teller sind. Die richtige Ernährung ist eine wichtige Quelle für unsere körperliche, mentale und seelische Gesundheit. Sie wird im Ayurveda ganzheitlich betrachtet. Daher geht es immer um die Nahrung für Körper, Geist und Seele.

Es geht jedoch nicht darum, sich alles zu verwehren. Ganz und gar nicht! Es geht darum zu verstehen, was der menschliche Körper benötigt, damit wir ihn bestmöglich versorgen können. Mit dem, was wir essen und wie wir essen, entscheiden wir, in welcher Verfassung unsere physische und psychische Gesundheit ist. Auch der Genuss sollte einen hohen Stellenwert bei unserer Ernährung haben. Der Ayurveda – die Wissenschaft vom Leben – kennt viele gute Empfehlungen zur Ernährung. Wir entscheiden darüber, ob unsere Nahrung das langsamste Gift oder die beste Medizin ist und zu unserer Heilung beiträgt.

Die wichtigsten Ernährungsregeln im Ayurveda

Im Folgenden möchte ich Sie in die wichtigsten ayurvedischen Regeln für eine gute Ernährung einführen. Sehen Sie diese bitte als Empfehlung an. Im Ayurveda werden fast keine Verbote ausgesprochen, nur Empfehlungen gegeben. Dies halte ich für sehr wichtig, denn die Selbstverantwortung sollte immer einen hohen Stellenwert haben. Schauen Sie, welche der Empfehlungen sich für Sie gut anhören und

Vitamine und Mineralstoffe

Die wichtigen Vitamine und Mineralstoffe, die wir benötigen, um eine Parodontitis zu beseitigen und dauerhaft gesund zu bleiben, sind dieselben, die unser Körper benötigt, um ein gut funktionierendes Immunsystem aufrechtzuerhalten: Vitamin C, D, B_1, B_2, B_{12}, Folsäure, Kalzium, Magnesium, Zink und Eisen. In der ayurvedischen Küche sind diese reichhaltig in jeder Mahlzeit enthalten.

welche Sie in Ihr Leben integrieren möchten. Sehr häufig ist es mit ganz einfachen Mitteln möglich, die Nahrung zu »ayurvedisieren« und so verträglicher zu machen.

Die allgemeinen Ernährungsregeln des Ayurveda basieren auf den grundlegenden Stoffwechselprinzipien und gewährleisten daher die optimale Verdauung der Speisen. Eine solche Ernährung baut ein gesundes Mikrobiom auf, stärkt das Immunsystem und macht den Körper widerstandsfähig gegenüber Erkrankungen. Wenn die Nahrung verträglich ist, kann sie vollständig verdaut werden, es entstehen keine belastenden Schlacken und der Körper hat mehr Energie zur Verfügung. Diese Energie kann für die Regeneration eingesetzt werden. Meist sind es kleine Änderungen, die die Art und Weise betreffen, wie und wann wir essen.

Ich lade Sie dazu ein, sich mit Ihrer Ernährung zu beschäftigen. Machen Sie sich immer wieder bewusst, dass die Qualität Ihrer Nahrung und die Art und Weise, wie Sie sich ernähren, zeigen, in welchem Verhältnis Sie zu sich selbst stehen. Um ein starkes Immunsystem zu haben und gesund zu sein oder zu werden, ist es notwendig, dass Sie den Bedarf Ihres Körpers und den Ihrer Seele respektieren und decken.

Die wichtigsten Ernährungsregeln im Ayurveda lauten:

- Zu den Mahlzeiten nicht trinken. Durch Flüssigkeitszufuhr während des Essens kommt es nach ayurvedischer Sicht zu einer Verdünnung der Magensäure. Das Verdauungsfeuer wird geschwächt, die Verdauung wird dadurch gestört. Daher wird empfohlen, eine halbe Stunde vor und nach dem Essen nicht zu trinken. »Erlaubt« sind kleine Schlucke verdauungsfördernder Tees.
- Die Hauptmahlzeit ist mittags. In der Mittagszeit ist das Verdauungsfeuer am größten. Aus diesem Grund sollte zu dieser Zeit die größte Mahlzeit des Tages gegessen werden.
- Gekochte Speisen sind zu bevorzugen. Der Ayurveda empfiehlt, gekochte Speisen zu verzehren, weil diese für den Körper besser verdaulich sind. Dies bedeutet jedoch nicht, dass im Ayurveda nicht auch Salate gegessen werden. Rohkost wird jedoch bewusst als Zusatz eingesetzt und ersetzt nicht eine gesamte Mahlzeit.
- Ein warmes Frühstück ist eine Wohltat für den Körper. Es führt ihm direkt Energie zu, regt die Verdauung und den Stoffwechsel an.
- Abends etwas Warmes und Bekömmliches, leicht Verdauliches

essen. Besonders geeignet sind Suppen und gedünstetes Gemüse.

- Keine Zwischenmahlzeiten essen. Zwischenmahlzeiten sind im Ayurveda verpönt. Durch sie kommt es zu Störungen des Verdauungsfeuers, also zu Verdauungsstörungen und somit zur Ausbildung von Schlacken im Körper. Im Ayurveda spricht man von »Ama«.
- Warme Getränke sind bekömmlicher und kalten vorzuziehen. Kalte Getränke schwächen die Verdauung und entziehen dem Körper dadurch Energie.
- Früchte werden entweder auf nüchternen Magen oder gedünstet, gerne auch mit Gewürzen, gegessen. In unserer westlichen Küche werden frische Früchte häufig als Nachspeise mit Süßem gereicht. Durch die unterschiedlichen Verdauungszeiten verbleiben die Früchte dann jedoch mit anderen Nahrungsmitteln länger als notwendig im Magen. Dadurch kann es zu gasbildenden Gärungsprozessen kommen. Diese können sich in Form von Blähungen und Bauchschmerzen bemerkbar machen.
- Die richtige Menge essen. Das bedeutet: Lassen Sie ein Drittel des Magens ungefüllt. Eine gute Hilfe ist folgende Regel: Essen Sie jeweils so viel, wie in Ihre beiden Hände passt. Es ist notwendig, dem Magen etwas Platz für Bewegungen zu lassen. Wenn wir uns so befüllen, dass der Magen sich nicht bewegen kann, kommt es zu Verdauungsstörungen und unvollständig verdauter Nahrung mit entsprechenden Schlacken, die sich anhäufen.
- Hochwertige Nahrungsmittel essen. Achten Sie bitte immer auf gute Qualität der Nahrungsmittel.
- Achten Sie auf saisonale Küche. Es ist einfach nicht verträglich für unser System, das ganze Jahr über Weintrauben und Erdbeeren zu essen. Schauen Sie, was die jeweilige Saison für Früchte hervorbringt, und verzehren Sie nach Möglichkeit diese.
- Versuchen Sie, möglichst regional zu essen.
- Integrieren Sie täglich möglichst viele verschiedene Geschmacksrichtungen in Ihren Speiseplan. Im Ayurveda gilt eine Mahlzeit als ausgewogen, wenn alle sechs Geschmacksrichtungen beinhaltet sind. Wenn Sie es ganz perfekt machen wollen, dann nehmen Sie diese in folgender Reihenfolge zu sich: süß, sauer, salzig, scharf, bitter und herb. Dies entspricht nämlich der Reihenfolge der Phasen der Verdauung.
- Essen Sie in angenehmer Atmosphäre. Nahrungsaufnahme ist weitaus mehr, als nur den Magen zu fül-

len. Im Ayurveda weiß man schon lange, dass wir mit der Nahrung alle Sinneseindrücke mit aufnehmen und verdauen. Essen Sie an einem angenehmen Ort an einem schön gedeckten Tisch, zelebrieren Sie die Nahrungsaufnahme. Das führt zu einem langanhaltenden Wohlbefinden. Die psychische Komponente ist bei der Nahrungsaufnahme nicht zu unterschätzen. Genießen Sie das Essen, kauen Sie lange und genüsslich und schenken Sie Ihrem Essen die volle Aufmerksamkeit. Wenn Sie während des Essens aufwühlende Gespräche führen, fernsehen oder mit Ihrem Smartphone beschäftigt sind, werden Sie erleben, dass Ihre Verdauung gestört sein wird.

- Achten Sie auf Regelmäßigkeit bei der Nahrungsaufnahme.
- Der Ayurveda bevorzugt eine vegetarische Ernährung, bei der der Eiweißbedarf überwiegend durch Hülsenfrüchte gedeckt wird. Der Ayurveda ist jedoch keine rein vegetarische Ernährung. Es werden zum Beispiel geklärte Butter (Ghee), Hühnerbrühe, Fleisch und Fisch eingesetzt.

Was die Kombinationen von Nahrungsmitteln betrifft, ist Folgendes zu beachten:

- Frische Früchte nicht mit gekochten Speisen mischen.
- Milch nicht mit Saurem oder Salzigem mischen. Das bedeutet: Milch nicht mit Bananen, Granatäpfeln, Blattgemüse, Senf, Sesamsamen, Basilikum, Knoblauch, Rettich, Fisch oder Fleisch mischen.
- Fisch nicht mit Bananen, Joghurt oder Buttermilch kombinieren.
- Honig und Ghee nicht zu gleichen Teilen miteinander mischen. Das Gleiche gilt für Honig und Wasser.
- Tierische Eiweiße nicht untereinander mischen und nur bedingt mit Kohlenhydraten (diese gelten als süße Nahrungsmittel) kombinieren.

Sicherlich haben Sie den einen oder anderen Punkt erkannt, den Sie bereits beherzigen. Schauen Sie Ihre Liste auf Seite 100 durch und überlegen Sie, welchen Punkt bezüglich Ihrer Nahrungsaufnahme Sie noch verbessern können. Manchmal sind es kleine Änderungen in der Art und Weise, wie wir

> **!** Die wichtigste Regel in der ayurvedischen Ernährung lautet: Es gibt keine Dogmen, keine Verbote, nur Empfehlungen. Der Genuss hat Vorrang!

unsere Nahrung zu uns nehmen, die Großes bewirken. Die Verdauung wird besser, der Abtransport der Schlacken verbessert sich und somit steigt Ihr gesamtes Energiepotenzial. Mit dem verbesserten Energiefluss steigt die Regeneration der Zellen an.

Seien Sie geduldig mit sich selbst und denken Sie immer daran: 80 Prozent Ayurveda reicht aus. Machen Sie sich bitte keinen unnötigen Stress!

Ayurveda: Ernährung für ein mentales Gleichgewicht

Wie Sie bereits wissen, spielt die mentale Gesundheit beim Aufbau des Mikrobioms und des Immunsystems eine elementare Rolle – umgekehrt ist es natürlich ebenso. Wir können also mit der Nahrung unsere Psyche beeinflussen und mit der Psyche unser Immunsystem. Es ist einfach alles miteinander verbunden. Möglicherweise gehören Sie zu den Menschen, die intuitiv das Richtige zur richtigen Zeit essen. Viele greifen jedoch nach einem stressigen Tag am Abend zu Alkohol, Chips und Schokolade. Damit wird das mentale Defizit gleichsam unterdrückt wie auch schnell gefüllt. Besonders am Abend ernähren sich viele von uns aus einer inneren Leere heraus sehr ungesund. Der Heißhunger lässt uns alles essen, was wir finden können.

Aus diesem Grund ist es enorm wichtig, der Gesundheit einen höheren Stellenwert einzuräumen. Dies fängt damit an, dass Sie sich zu Mittag die Zeit nehmen, wirklich in Ruhe und gesund zu essen. Ferner ist es wichtig, sich konstitutionsbezogen zu ernähren. Dies bedeutet: Ausgleich der übermäßigen Eigenschaften und immer wieder Herstellung des Gleichgewichts unseres Doshas. Wenn wir immer wieder Nahrungsmittel aufnehmen, die unsere stark ausgeprägten Doshas noch weiter unterstützen, so wird dies zwangsläufig zu einer Störung und später zu einer Krankheit führen. Mit der folgenden Tabelle möchte ich nur eine kleine Idee davon geben, wie ein solcher Ausgleich aussehen könnte. In diesem Buch geht es jedoch in erster Linie um den Aufbau einer gesunden Darmflora und um die Stärkung des Immunsystems.

Um die optimale Ernährung zusammenzustellen, ist zunächst eine gute Konstitutionsbestimmung erforderlich. Informationen dazu finden Sie auf Seite 59. Folgende Ernährungsempfehlungen gibt der Ayurveda für die entsprechenden Konstitutionen bzw. Dosha-Typen und -Mischtypen:

Die aufbauende Rasayana-Ernährung

Eine Krankheit beginnt an dem Tag, an dem wir mehr Energie verbrauchen,

Die optimale Ernährung für die Doshas			
Konstitution	Das ist zu bevorzugen	Das ist zu meiden	Tipps
Vata	Nährende, warme und gekochte Speisen	Viel Rohkost, bittere Speisen, trockene Nahrungsmittel	Milch, Gewürze wie Ingwer, Nelke, Zimt, Safran am besten täglich
Pitta	Salat, Rohkost, Wurzel- und Blattgemüse	Zitrusfrüchte, Tomaten, Milch, Fleisch, Alkohol	Gewürze wie Kurkuma, Kardamom, Koriander
Kapha	Scharf gewürzte, leichte und gekochte Nahrung	Fettiges, frittiertes, süßes und salziges Essen	Viele Gewürze und Kräuter essen, Frühstück ausfallen lassen
Vata-Pitta	Getreide, Nüsse, Öle, alle süßen Gemüse	Scharfe Speisen und Gewürze	Täglich süße Früchte als Zwischenmahlzeit essen, besonders wichtig: ohne Stress essen
Vata-Kapha	Warme, gekochte, leicht verdauliche Speisen	Viel Salat, Rohkost, schwere Speisen	Warmes Abendessen
Vata-Pitta-Kapha	Vielseitig essen	Einseitige Ernährungsformen	Täglich alle sechs Geschmacksrichtungen essen, Chutneys

als wir unserem Körper zuführen. Von da an beginnt der Körper auszugleichen und zu kompensieren. Dies kann eine ganze Zeit lang gut gehen.

Rasayanas sind Substanzen, die eine besonders aufbauende und energetisierende Wirkung haben. Viele dieser Substanzen und Nahrungsmittel finden in der ayurvedischen Küche täglich Anwendung. Es sind:

- Äpfel
- Aprikosen
- Datteln
- Feigen

- Ghee
- Honig
- Mangos
- Rosinen
- Möhren
- Zwiebeln
- Weizen
- Mandeln
- Cashewnüsse
- Knoblauch
- Kardamom
- Zimt
- Muskatnuss
- Safran
- Reis
- Milch

Im Ayurveda wird gesagt, dass die Rasayanas besonders viel Lebensenergie enthalten. Durch Stress und schlechte Ernährung verlieren wir viel Lebensenergie. Eine Ernährung, die viele Rasayanas enthält, hat eine besonders energiereiche und erneuernde Wirkung auf alle Gewebe und somit auch auf unseren Zahnhalteapparat.

> **Rasayanas**
>
> Achten Sie darauf, auch nach dem 30-Tage-Programm täglich mehrere Rasayanas zu essen.

Heilung durch entzündungshemmende Substanzen

In unserem Körper laufen ständig viele unentdeckte Entzündungen ab. Permanent finden Reparaturprozesse statt. Daher ist es entscheidend für unser Wohlergehen, möglichst viele Nahrungsmittel aufzunehmen, die entzündungshemmende Substanzen enthalten. Durch unsere falsche und nicht artgerechte Ernährung bombardieren wir unser Immunsystem ständig mit unnatürlichen Substanzen wie Konservierungsstoffen, Geschmacksverstärkern, Zuckern und Weizenprodukten. Entscheidend dafür, ob ein Nahrungsmittel eher heilend oder eher entzündungsauslösend ist, ist der Gehalt an folgenden Substanzen, die als besonders entzündungshemmend bekannt sind (Nahrungsmittel, die in der ayurvedischen Küche besonders häufig verwendet werden, sind **fett** hervorgehoben):

- *Vitamin C:* Wir leiden fast alle an einem Vitamin-C-Mangel. Das Vitamin ist enthalten in Obst und Gemüse, vor allem in Grünkohl, Fenchel, Brokkoli, Rosenkohl, Sanddorn, schwarzen Johannisbeeren, Zitrusfrüchten und der ayurvedischen Amalaki. Die Amalaki ist der Stachelbeere sehr ähnlich, jedoch ist sie sehr reich an Vitamin C. In der Amalaki-Frucht soll sogar rund zehnmal so viel Vitamin C enthalten sein wie in einer Zitrone. Leider können wir die frische Frucht in unseren Breitengraden nicht kaufen. Es gibt Amalaki als Pulver, als Trockenfrucht, als Pressling und als Kapsel.

Amalaki

Bei einer beginnenden Infektion und auch bei Zahnfleischproblemen Amalaki über mehrere Tage einnehmen.

- *Vitamin E:* Das finden wir in Pflanzenölen, besonders in **Olivenöl**, Soja- und Weizenkeimöl.

Olivenöl

Bei einer chronischen Parodontitis oder zur Vorbeugung empfiehlt sich Ölziehen mit gutem Bio-Olivenöl.

- *Polyphenole:* Sie sind enthalten in rotem, blauem und violettem Obst und Gemüse wie Äpfeln, Beeren, Granatäpfeln, Kirschen, Oliven, Pflaumen und Soja. Weiterhin in Getränken wie grünem Tee, Kaffee, Kakao, Rotwein, Gewürzen wie Oregano, Zimt und den Heilpflanzen Ingwer und Kamille.
- *Kurkumin:* Dies ist in **Kurkuma** und Currypulver enthalten.
- *Karotinoide:* Sie sind in **Möhren**, Tomaten und Wassermelonen enthalten.
- *Monoterpene:* Wir finden diese in ätherischen Ölen, **schwarzem Pfeffer**, **Salbei** und Pfefferminze.
- *Omega-3-Fettsäuren:* Diese sind enthalten in Leinsamen, **Chiasamen**, dem Öl aus Hanf, Raps, **Walnuss**, Lachs, Makrelen und Sardinen.
- *Magnesium:* Finden wir in **Beeren**, **Hirse**, **Kartoffeln**, **Mandeln**, **Sesamsamen**, Soja, **Sonnenblumenkernen** und **Spinat**.
- *Zink:* Dies ist in besonders nennenswerten Dosen enthalten in **Kürbiskernen**, **Linsen** und **Vollkorngetreide**.

Und das sagt der Ayurveda zu unseren »Lieblingen«:

- *Kaffee:* Kaffee wirkt sehr anregend auf Pitta und Vata. Aufgrund seiner sauren Komponente kann er zur Übersäuerung und somit zur Reizung der Magenschleimhaut führen. Dies gilt ganz besonders, wenn er morgens auf nüchternen Magen oder mittags als Essensersatz getrunken wird. Durch die Stimulierung des Vata-Doshas kann uns das Koffein gereizt und nervös machen. Viele Menschen spüren das direkt durch Herzrasen. Kaffee ist ein Genussmittel und sollte auch als solches in Maßen, genussvoll und in Ruhe getrunken werden.

Kaffee

Durch den Zusatz von Zimt, Nelken, schwarzem Pfeffer, Ingwer und Kardamom kann man die Säure abpuffern und den Kaffee bekömmlicher machen.

- *Zucker:* Der süße Geschmack ist nährend. Wir verbinden mit ihm Wohligkeit, Zuwendung und sogar Liebe. Das erste Mal kommen wir mit diesem Geschmack in Berührung, wenn wir als Neugeborenes die Muttermilch erhalten. Im Ayurveda werden alle Zuckeraustauschstoffe sowie weißer Zucker gemieden. Sie werden als Ama produzierend angesehen. Zucker erhöht außerdem das Pitta-Dosha. Dies kann zu Gereiztheit und Nervosität führen, weiterhin können Magengeschwüre und Sodbrennen entstehen. Für etwas Süße können die folgenden Alternativen sorgen:
  - Früchte
  - Trockenfrüchte
  - Kokosblütenzucker
  - Ahornsirup
  - Reissirup
  - Vollrohrzucker
  - Milchprodukte
- *Milchprodukte:* Diese werden als kühl und feucht bewertet und somit als schleimproduzierend. Daher sind Milchprodukte besonders beim Kapha-Dosha aus ayurvedischer Sicht nicht zu empfehlen.
- *Weizen:* Grundsätzlich ist Getreide ein fester Bestandteil der ayurvedischen Ernährung und Weizen gehört dazu. Jedoch sind die meisten Weizensorten mittlerweile so gezüchtet, dass der Glutenanteil bei 50 Prozent liegt. Damit erhält unsere Verdauung eine Herausforderung. Viele Menschen essen zudem morgens, mittags und auch am Abend Weizen. Weil uns der Weizen in unterschiedlicher Form begegnet, erkennen wir häufig nicht, dass wir ihn immerzu zu uns nehmen. Mal ist er in Form eines Croissants, dann als Pasta und als Pizza oder Brot verpackt. Dies entspricht nicht einer ausgewogenen Ernährung und ist einfach zu viel für unser System.

Aus den Erkenntnissen der ayurvedischen Heillehre gepaart mit dem Wissen über spezielle entzündungshemmende Substanzen habe ich ab Seite 167 Rezepte für Sie zusammengestellt. Gemäß dem Ayurveda liegt es mir fern, Ihnen vorzuschreiben, welches Gericht Sie an welchem Tag essen sollen. Ich wünsche mir für Sie, dass Sie Ihre Nahrung mit Genuss aufnehmen. Nahrung ist Energie und Energie ist Lebenskraft. Stellen Sie sich je nach Lust, Zeit und Appetit die Gerichte für den jeweiligen Tag selbst zusammen. Sie erhalten eine Auswahl, die Sie in den nächsten Wochen sehr gut variieren können.

Woche 4: Mikrobiompflege durch Bewegung und Entspannung

Ein gesundes Mikrobiom zu pflegen bedeutet für die meisten von uns eine Änderung der Gewohnheiten. Die Qualität Ihres Mikrobioms bestimmt die Qualität Ihres Immunsystems. In dieser Woche geht es um das, was sonst noch wichtig ist, damit die Mikroorganismen unseres Mikrobioms sich bei uns wohlfühlen. Nur dann bleibt unser Mikrobiom stabil und stärkt uns.

Es geht um An- und Entspannung. Wir sprechen in unserer Gesellschaft sehr viel davon, dass wir entspannen müssen, weil wir so gestresst sind. Nur: Bevor es zu einer Entspannung kommen kann, muss es vorher eine Anspannung gegeben haben. Diese jedoch fehlt uns häufig.

Ich spreche hier über das richtige Maß an körperlicher Betätigung und an wirklichen Ruhephasen. Auch in der Frühzeit hatte der Mensch Stressphasen und erhielt einen hohen Adrenalinschub, und zwar als Folge eines Angriffs durch ein Tier oder während der Jagd. In diesen Kontexten hat sich der Mensch körperlich betätigt, wodurch das Adrenalin im Körper wieder abgebaut wurde. Diese Betätigung, also dieser Ausgleich, fehlt uns heute häufig. Wir bewegen uns in der Regel viel zu wenig. Wenn wir eine Stresssituation haben, so ist diese am Schreibtisch, am Telefon, im Meeting oder im Auto. Wir bleiben jedoch sitzen und bewegen uns nicht, infolgedessen bauen wir das Adrenalin nicht ab.

Bewegung

Sorgen Sie dafür, dass Sie sich täglich bewegen. Jeden Tag mindestens 30 Minuten an der frischen Luft zu sporteln sollte möglich sein.

Ein- oder zweimal in der Woche für eine Stunde ins Fitnessstudio zu gehen ist nicht genug, um das Adrenalin, welches sich im Körper angesammelt hat, abzubauen.

Sie haben keine Zeit? Sie haben viel zu erledigen? Die Tage sind voller Aufgaben, weil Sie viel erreichen wollen? Sehen Sie es einmal so: Um viel zu erreichen, müssen Sie lange leben und gesund sein. Sonst können Sie diese Leistung nicht erbringen. Um lange und gesund zu leben, ist es unerlässlich, Ihren »Motor« Körper so zu pflegen, wie er es braucht – eben genau so, wie Sie es mit Ihrem Auto tun.

Sie werden nach kürzester Zeit feststellen: Wenn Sie Ihren Körper täglich für mindestens 30 Minuten fordern und Ihre Muskeln beanspruchen, wird er viel leistungsfähiger und zusätzlich macht die Entspannung viel mehr Freude und ist damit viel effektiver.

Doch was heißt eigentlich Entspannung? Fernsehen jedenfalls nicht. Während des Fernsehens ist unser Körper nur auf den ersten Blick in Ruhe. In Wirklichkeit sind viele Muskeln angespannt. Manche Menschen pressen oder knirschen dabei sogar mit den Zähnen und verspannen so auch die Hals- und Nackenmuskulatur. Zusätzlich hat unser Gehirn so viele Informationen zu verarbeiten, dass es dies noch lange tut, nachdem wir den Fernseher schon ausgeschaltet haben.

Entspannung bedeutet, dass nicht nur der Körper, sondern auch der Geist zur Ruhe kommt. Dies passiert, wenn wir in der Natur spazieren, wenn wir meditieren oder einer Aufgabe nachgehen, der wir uns ganz hingeben. Dies kann ein Hobby sein, bei dem wir Zeit und Raum vergessen. Mehr zum Thema »Meditation« finden Sie auf Seite 131. Gehen Sie nun die Tabelle auf Seite 106 noch einmal durch und überlegen Sie, welche Ihrer Gewohnheiten Stress und Anspannung in Ihrem Leben fördern und wie Sie diese Gewohnheiten ändern konnten. Tragen Sie Ihre Ideen in die leere Spalte ein.

Tipp für den Kreislauf

Bringen Sie Ihren Kreislauf auf Trab: Sauna, kalte Duschen, Wechselduschen, kalte Güsse regen die Durchblutung und somit den Kreislauf an. Schlacken werden besser abtransportiert. Auch dies ist sehr gut für unser Immunsystem.

Rezepte für Phase 1: Detox

In der Detox-Phase sind die Rezepte und Gerichte sehr überschaubar. Zum einen soll Ihr Körper entgiften und entschlacken. Dazu ist es notwendig, ihn nicht weiter mit neuer Nahrung zu belasten. Zum anderen möchte ich, dass Sie genügend Zeit für sich haben und nicht stundenlang in der Küche stehen.

Frühstück während der Detox-Phase

Traditionell ayurvedisch wird morgens warm gefrühstückt. Vermutlich sind Sie es nicht gewohnt, bereits zum Frühstück den Herd einzuschalten. Freuen Sie sich auf eine neue Erfahrung und das Genießen mit allen Sinnen, denn es ist herrlich, wenn bereits zu Beginn des Tages die Küche von Leckereien duftet.

Bitte entscheiden Sie selbst, welches Frühstück Sie zubereiten möchten. Meine Empfehlung lautet: Probieren Sie sich unbedingt durch die hier vorgestellten Frühstücke durch.

Gedünstete Äpfel oder Aprikosen

ca. 20 Minuten 2 Portionen

Äpfel oder Aprikosen (je nach Hunger und Vorlieben ist die Menge der Früchte sehr unterschiedlich; bei Äpfeln empfehle ich pro Person einen Apfel)
Ayurvedische Gewürzmischung für Süßspeisen oder selbst hergestellte Gewürzmischung (siehe unten)
1 EL Ghee

1 Früchte waschen und in grobe Stücke schneiden. (Wenn Sie die Stücke zu klein machen, wird es schnell matschig.)
2 1 EL Gewürzmischung in die Pfanne mit Ghee (oder alternativ Butter) geben, kurz aufschäumen lassen.
3 Früchte in die Pfanne zur Gewürzmischung dazugeben. Sollte Flüssigkeit fehlen oder einfach mehr »Soße« gewünscht sein, etwas Wasser oder Saft (zum Beispiel Orangensaft) hinzugeben.
4 Obst bei geschlossenem Pfannendeckel und kleiner Hitze etwa 5–7 Minuten dünsten. Das Obst ist ideal zubereitet, wenn es seine Form hält und weich ist.

Herstellung einer eigenen Gewürzmischung

Gewürze wie Kardamom, Paradieskörner, Zimt, Vanille, Nelken, Sternanis, Pfeffer im Mörser fein reiben. Diese Mischung können Sie in einer größeren Menge zubereiten und in einem geschlossenen Glas aufbewahren.

Heiße Milch mit Chyavanprash

10 Minuten 2 Portionen

Chyavanprash ist eine Paste aus Amla, Wurzeln und Kräutern. Sie ist sehr vitaminhaltig und nahrhaft.

½ l Milch
1 EL Chyavanprash

Milch kurz zum Kochen bringen, von der Kochstelle nehmen und Chyavanprash dazugeben, verrühren und in Tassen füllen.

Ayurvedischer Frühstückssmoothie

10 Minuten 2 Portionen

2 Tassen pflanzliche Milch, z. B. Hafermilch
1 TL Ghee oder Kokosöl
¼ TL Kardamom, gemahlen
1 Prise Vanillepulver
1 Dattel, über Nacht in Wasser eingelegt
1 EL feine Haferflocken

Alle Zutaten in einem Mixer vermischen. Im Anschluss die Masse auf dem Herd erwärmen und warm genießen.

Mittagessen während der Detox-Phase

Das Mittagessen während der Detox-Phase besteht aus Khichari oder Reis-Dal-Suppen. Das sind die wichtigsten Gerichte im Ayurveda zur Entschlackung. Sehr gerne können Sie eine größere Portion vorkochen und diese dann zum Abendessen variieren.

Khichari

45 Minuten 4 Portionen

Khicharis sind Reis-Dal-Suppen und eines der wichtigsten Gerichte im Ayurveda zur Entschlackung. Man kann sie sehr vielfältig variieren. Je nachdem, ob man Obst oder Gemüse hinzugibt, schmeckt der Khichari süß oder salzig. Nach dem Khichari wird der Darm sanft gereinigt. Verwenden Sie für den Khichari immer nur Basmatireis und Mung Dal (das sind halbierte geschälte Mungbohnen).

- 100 g Basmatireis
- 50 g Mung Dal
- 1 dünne Scheibe frischer Ingwer
- 1 TL Ghee
- ½ TL Kreuzkümmelsamen
- ½ TL Ajwain (indischer Kümmel)
- ½ TL Garam Masala
- ½ TL Salz
- Frischer Koriander, gehackt

1. Reis und Mung Dal unter fließendem Wasser waschen, abtropfen lassen und miteinander mischen.
2. Ingwer schälen und fein würfeln.
3. Ghee in einem Topf erhitzen, Ingwer, Kreuzkümmel, Ajwain und Garam Masala hinzufügen und unter Rühren darin anrösten. Mit 600 ml Wasser aufgießen und zum Kochen bringen, Salz dazugeben.

4 Nun die Reis-Dal-Mischung in das kochende Wasser geben, umrühren und im geschlossenen Topf 40 Minuten köcheln lassen.
5 Zum Schluss die Suppe mit noch mehr Kreuzkümmel, Garam Masala und frischem Koriander abschmecken.

Tipps

- Diesen Khichari können Sie nun mit unterschiedlichem Gemüse »aufpeppen«. Sehr gut verwenden können Sie Brokkoli, Blumenkohl, Zucchini, Fenchel.
- Für die Detox-Tage empfehle ich jedoch, mit dem Gemüse sparsam umzugehen.

Abendessen während der Detox-Phase

Nach dem Ayurveda sollte das Abendessen immer leicht verdaulich sein, um den Darm in der Nacht nicht überzustrapazieren. Je länger der Körper mit der Verdauung beschäftigt ist, desto weniger kann er regenerieren. Während der Detox-Tage ist das Abendessen noch leichter.

Ayurvedische Minestrone

Minuten 4 Portionen

- 1 Karotte
- 2 Stangen Staudensellerie
- 1 kleiner Fenchel
- 1 kleine Stange Porree
- 2 Zwiebeln
- Einige Gemüsereste wie Kohlrabiblätter, Blumenkohlstrunk
- 1 Stück Petersilienwurzel oder Sellerieknolle
- 1 großes Stück frischer Ingwer
- 1 TL Salz
- ½ TL Bockshornkleesamen
- 1 EL Ghee
- 1 Tomate
- 1 Kartoffel
- 1 TL gemahlener Kreuzkümmel
- 100 g weiße Bohnen
- ½ TL gemahlenes Paprikapulver (edelsüß)
- 1 TL Apfelessig
- 1 Messerspitze Muskatnuss
- Salz, Pfeffer
- Frische Kräuter nach Geschmack, gehackt

1. Karotte schälen, Staudensellerie, Fenchel und Porree waschen und alles würfeln. Zwiebeln abziehen und eine Zwiebel vierteln, die andere fein hacken.
2. Gemüsereste und Petersilienwurzel oder Sellerieknolle waschen, putzen, schälen und klein schneiden.
3. Gemüse mit der geviertelten Zwiebel und dem geschälten Ingwer in einem Topf mit 2 l Wasser erhitzen, Salz zugeben und bei schwacher Hitze 30 Minuten köcheln. Gemüse abseihen.
4. Ghee in einem großen Topf erhitzen, zunächst die Bockshornkleesamen hineingeben, dann die Zwiebelwürfel der zweiten Zwiebel hinzugeben und anrösten.
5. Nun kommt das abgeseihte Gemüse hinzu, auch dieses kurz anbräunen, dann mit der Gemüsebrühe ablöschen und ca. 20 Minuten köcheln lassen.
6. Tomate waschen, Haut abziehen und klein würfeln. Kartoffel schälen und roh fein raspeln. Beides mit dem Kreuzkümmelpulver und den Bohnen in den Topf geben.
7. Die Suppe weitere 5 Minuten köcheln lassen, dann mit Paprikapulver, Apfelessig, Muskatnuss, Salz und Pfeffer würzen und die Kräuter hinzufügen.

Tipp

Sie können diese Minestrone gut an zwei der Detox-Tage essen.

Rezepte für Phase 2: Gesunde Darmflora und stabiles Mikrobiom

Das ayurvedische Frühstück

Aus ayurvedischer Sicht sollte das Frühstück das Verdauungsfeuer entfachen. Aus diesem Grund sollte das Frühstück nicht zu üppig sein. Allerdings geht der Ayurveda davon aus, dass wir das Frühstück sehr früh am Morgen einnehmen, also noch in der Vata-Zeit. Das bedeutet: bis 10 Uhr morgens. Je später es wird, desto mehr sind wir in der Pitta-Zeit. In dieser Zeit verbrennen wir mehr, und das bedeutet: Das Frühstück darf reichhaltiger sein. Getrunken werden darf heißes Wasser, entweder pur oder mit verschiedenen Gewürzen wie Ingwer und Kurkuma, ayurvedischer Kaffee und Tee.

Im Folgenden finden Sie verschiedene Frühstücksvorschläge. Sie können diese wunderbar kombinieren und abwandeln. Es ist alles erlaubt. Schauen Sie einfach, was Ihnen am besten schmeckt und was am besten in Ihren Tag hineinpasst.

! Im Ayurveda ist die Tageszeit bis 10 Uhr dazu da, den Körper zu entschlacken, zu bewegen und zu reinigen.

Frühstücksbrei mit Früchten

Traditionell ist das ayurvedische Frühstück warm. Es besteht aus leichten Getreideprodukten, Milch, gedünsteten Früchten, Honig und Gewürzen, die den Stoffwechsel anregen. Durch den Brei wird der Magen mit gut verdaulichen und wohlschmeckenden Dingen gefüllt. Der süße Geschmack gibt uns eine Portion Zufriedenheit für den Tag und die unterschiedlichen Gewürze kurbeln den Stoffwechsel an und unterstützen unsere geistige Flexibilität.

Je nach Dosha-Typ sollte das Frühstück leicht unterschiedlich ausfallen:

- Kapha-Typen essen am besten weniger Brei, dafür mehr Obst.
- Pitta-Typen können zu gleichen Teilen Brei und Obst verzehren. Sie sollten bei Kaffee vorsichtiger sein.
- Vata-Typen brauchen mehr Brei und dafür weniger Obst, dazu gerne einen Schuss Sahne und Ahornsirup.

Wie die meisten Speisen im Ayurveda werden auch die Früchte zum Brei nicht roh gegessen, sondern mit duftenden Gewürzen angedünstet. Welche Früchte Sie zum Brei essen, ist im Prinzip egal: Hauptsache, es schmeckt Ihnen. Sehr empfehlenswert sind Äpfel, Bananen, Aprikosen und Beeren.

Achten Sie bei der Zubereitung lediglich darauf, dass die Früchte nicht anbrennen. Dies geschieht, wenn sie zu viel Wasser aufsaugen. Gerne können Sie auch Trockenfrüchte verwenden, die Sie am Vorabend in Wasser oder Milch eingelegt haben. Auch gefrorene Früchte wie Himbeeren oder Heidelbeeren können verwendet werden. Auf keinen Fall sollten Sie Dosenfrüchte verwenden. Diese enthalten nahezu keine Vitamine und strotzen nur so vor Zucker.

Der Ayurveda gibt folgende Empfehlung für die jeweiligen Dosha-Typen:

- Vata-Typen: süßes Obst wie Aprikosen, Kirschen, Mangos, Datteln, Feigen, Trauben, Ananas, Pflaumen, Orangen
- Pitta-Typen: Äpfel, Kirschen, Trauben, Feigen, Mango
- Kapha-Typen: Äpfel, Birnen, Beeren

Grundrezept Frühstücksbrei

15 Minuten | 4 Portionen

1 große Tasse 5-Korn-Flocken
1 Prise gemahlener Ingwer
1 Prise Salz

1 5-Korn-Flocken mit Ingwer und Salz in einer Pfanne ohne Fett ca. 3 Minuten rösten.
2 Mit 2 Tassen Wasser übergießen und einige Minuten köcheln lassen. Es kann notwendig sein, Wasser nachzugießen. Die Mischung sollte schön sämig sein.
3 Von der Herdplatte nehmen und zugedeckt noch weitere 10 Minuten ziehen lassen.

Tipp

Sie können für den Brei alle Varianten von Getreideflocken und Müslis verwenden, achten Sie bitte nur darauf, dass keine Crunchy-Anteile enthalten sind.

Würziger Brei

15 Minuten | 2 Portionen

⅓ TL Koriandersamen
⅓ TL Anis
⅓ TL Kardamom
1 Stück Langpfeffer (erbsengroß)
1 Stück Zimt (erbsengroß)
1 Tasse gemischte Flocken/Müsli
1 EL geschrotete Leinsamen
1 EL Sesamsamen
1 EL Sonnenblumenkerne
1 Prise gemahlener Ingwer
1 Prise Salz

1 Gewürze mörsern und in einer Pfanne ohne Fett rösten.
2 Flockenmischung, Samen und Kerne dazugeben, rösten und mit 1 ½–2 Tassen Wasser ablöschen. Mehrfach umrühren.
3 Brei noch einige wenige Minuten zugedeckt köcheln lassen
4 Von der Herdplatte nehmen und noch 5–10 Minuten ziehen lassen.
5 Brei nach Belieben mit Früchten genießen.

Brei mit Äpfeln

10–15 Minuten   2 Portionen

Äpfel enthalten unter anderem die Chlorogensäure und bekämpfen sehr erfolgreich Infektionen und Bakterien. Nicht umsonst heißt es: »One apple a day keeps the doctor away.«

2 große Äpfel
1 TL grüne Kardamomsaat
½ TL Zimt
½ TL Paradieskörner
2 Nelken
1 TL Ghee
2 Portionen fertiger Brei

1 Äpfel waschen, entkernen und in große Stücke schneiden (größer als Walnüsse).
2 Gewürze im Mörser zerkleinern und in die heiße Pfanne mit Ghee geben. Alles anrösten und kurz aufschäumen lassen.
3 Äpfel dazugeben und in der Gewürzmischung wenden, bis sie vollständig von Gewürzen bedeckt sind.
4 Vom Rand der Pfanne her Wasser zugeben – so viel, dass der Pfannenboden leicht bedeckt ist. Beim Zugießen darauf achten, dass die Gewürze nicht von den Apfelstücken gewaschen werden.
5 Äpfel bei geschlossenem Deckel ca. 5–7 Minuten dünsten. Manche Äpfel saugen viel Wasser auf, sodass Sie unter Umständen Wasser nachgießen müssen. Bleiben Sie in der Nähe und schauen Sie immer wieder in die Pfanne.
6 Äpfel zum fertigen Brei geben.

Tipp

Die Äpfel schmecken zum Brei mit Honig oder Ahornsirup und einigen Mandelstiften wunderbar.

Brei mit Birnen

10–15 Minuten   2 Portionen

2 weiche Birnen
½ TL Kardamomsaat
½ TL Paradieskörner
2–3 Teile vom Sternanis
1 Vanilleschote
1 TL Ghee
2 Portionen fertiger Brei

1 Birnen waschen, entkernen und in große Stücke schneiden (größer als Walnüsse).
2 Gewürze im Mörser zerkleinern und in die heiße Pfanne mit Ghee geben. Alles anrösten und kurz aufschäumen lassen.
3 Birnen dazugeben und in der Gewürzmischung wenden, bis sie vollständig von Gewürzen bedeckt sind.
4 Vom Rand der Pfanne her Wasser zugeben, bis der Pfannenboden komplett mit etwas Wasser bedeckt ist. Beim Zugießen darauf achten, dass die Gewürze nicht von den Birnenstücken gewaschen werden.
5 Birnen bei geschlossenem Deckel ca. 5 Minuten dünsten. Manche Birnen werden ganz schnell gar, daher bitte dranbleiben, damit das Obst nicht zerkocht.
6 Birnen zum fertigen Brei geben.

Tipps

- Verwenden Sie nur weiche Birnen. Harte Birnen werden auch beim Kochen nicht wirklich lecker.
- Zu Birnen passt Ahornsirup besonders gut.

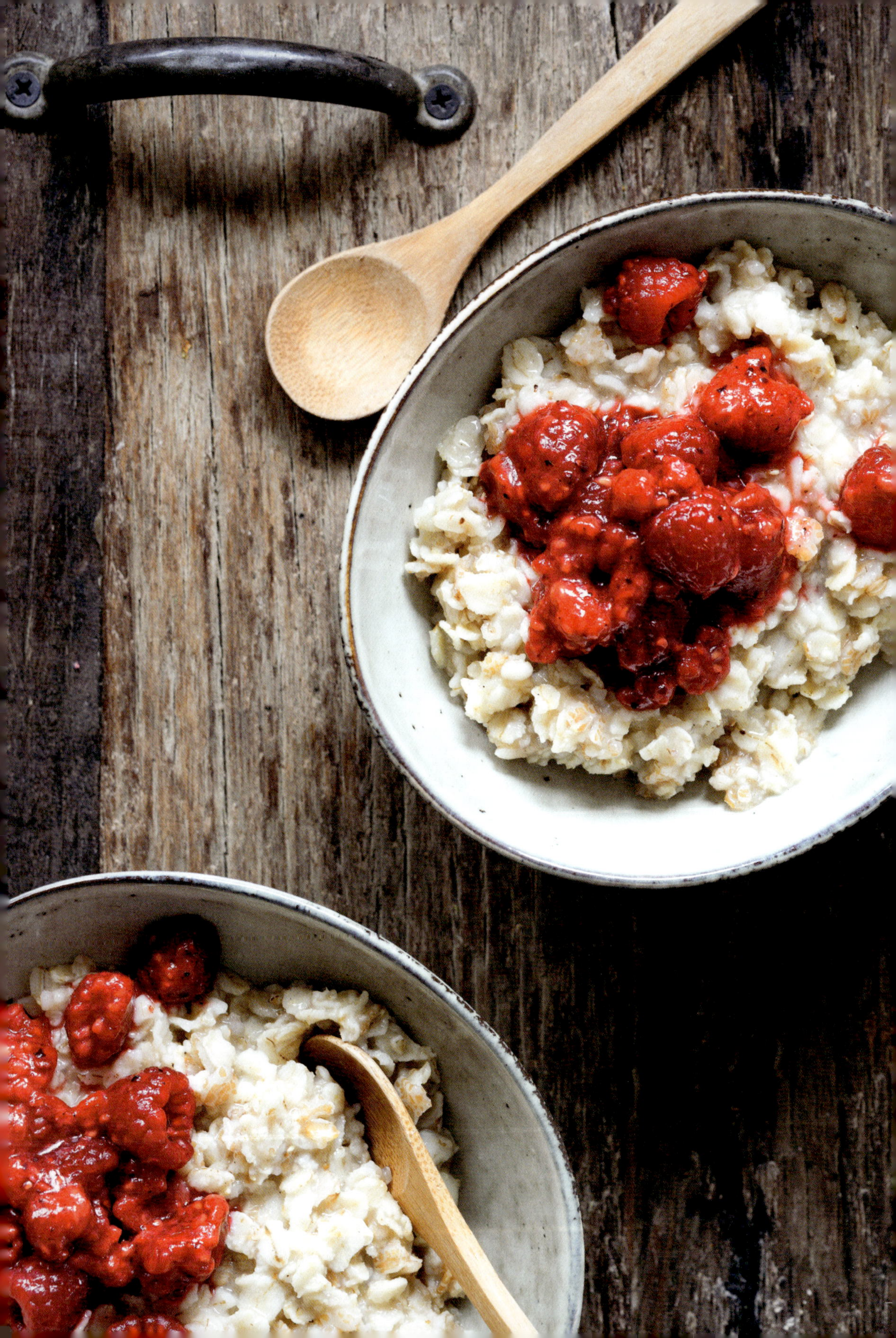

Brei mit Himbeeren

10 Minuten 2 Portionen

Himbeeren sind besonders blutdrucksenkend. Durch ihren samtigen und zugleich fruchtigen Geschmack machen sie sofort gute Laune.

1 große Tasse Himbeeren
1 TL Ghee
½ TL grüne Kardamomsaat
½ TL gemahlener Zimt
½ TL Paradieskörner
1 Messerspitze Vanille
2 Portionen fertiger Brei

1 Alle Gewürze im Mörser fein mörsern und anschließend im Ghee rösten, dann kurz aufschäumen lassen.
2 Gleich im Anschluss die Himbeeren hinzugeben und einige Minuten köcheln lassen (frische Himbeeren nur 2–3 Minuten). Bei gefrorenen Himbeeren sofort etwas Wasser dazugeben.
3 Himbeeren zum fertigen Brei geben.

Tipp

Gerade bei den empfindlichen Himbeeren ist besonders darauf zu achten, dass die Früchte weder zermatschen noch austrocknen. Bleiben Sie unbedingt dabei, um eventuell vorsichtig etwas Wasser hinzuzugeben.

Brei mit Orangen

Orangen sind ein wahrer Gesundheitscocktail, ganz besonders die dunklen Blutorangen. Sie stärken das Immunsystem, besänftigen die Verdauung und festigen das Bindegewebe.

20 Minuten 2 Portionen

2 Orangen
1 TL gemahlener Zimt
½ TL Langpfeffer oder schwarzer Pfeffer
1 Pimentkorn
1 TL Ghee
2 Portionen fertiger Brei

1. Orangen schälen und in ca. 1 cm dicke Scheiben schneiden.
2. Gewürze mörsern und in Ghee rösten, kurz aufschäumen lassen.
3. Orangenscheiben zu den Gewürzen geben, gut in den Gewürzen wenden und von jeder Seite kurz anbraten.
4. Vom Rand her etwas Wasser in die Pfanne gießen und die Orangenscheiben noch ca. 3 Minuten köcheln lassen.
5. Orangen noch einen kleinen Augenblick stehen lassen.
6. Orangen zum fertigen Brei geben.
7. Nach Geschmack mit Ahornsirup oder Honig servieren.

Morgenmuffel-Smoothie

Für die Zubereitung des Smoothies benötigen Sie einen Standmixer.

10 Minuten 1 Portion

1 cm Ingwer
½ cm frische Kurkumawurzel
½ Karotte
20 g Knollensellerie
25 g Stangensellerie
1 EL frische Petersilie
1 Orange
¼ Birne
150 ml naturtrüber Apfelsaft
½ EL Zitronensaft
¼ TL Leinöl
2 Prisen gemahlener Pfeffer
1 Prise Salz
2 TL flüssiger Honig

1 Ingwer und Kurkumawurzel in grobe Würfel schneiden. Karotte, Knollen- und Stangensellerie waschen, Karotte und Knollensellerie schälen und alles grob zerkleinern. Petersilie zerpflücken. Diese Vorbereitungen können gerne auch am Vorabend durchgeführt werden.

2 Orange schälen und grob zerteilen, Birne waschen und in Würfel schneiden. Währenddessen 50 ml Wasser im Wasserkocher erhitzen.

3 Apfel- und Zitronensaft in den Standmixer geben. Dann die Hälfte der geschnittenen Zutaten dazugeben und mixen, bis eine sämige Konsistenz erreicht ist.

4 Leinöl hinzufügen, Smoothie leicht mit Salz und Pfeffer würzen.

5 Honig und die zweite Hälfte der geschnittenen Zutaten hinzugeben und alles noch einmal kurz durchmixen. Wenn die Konsistenz etwas zu fest ist, etwas Wasser hinzugeben.

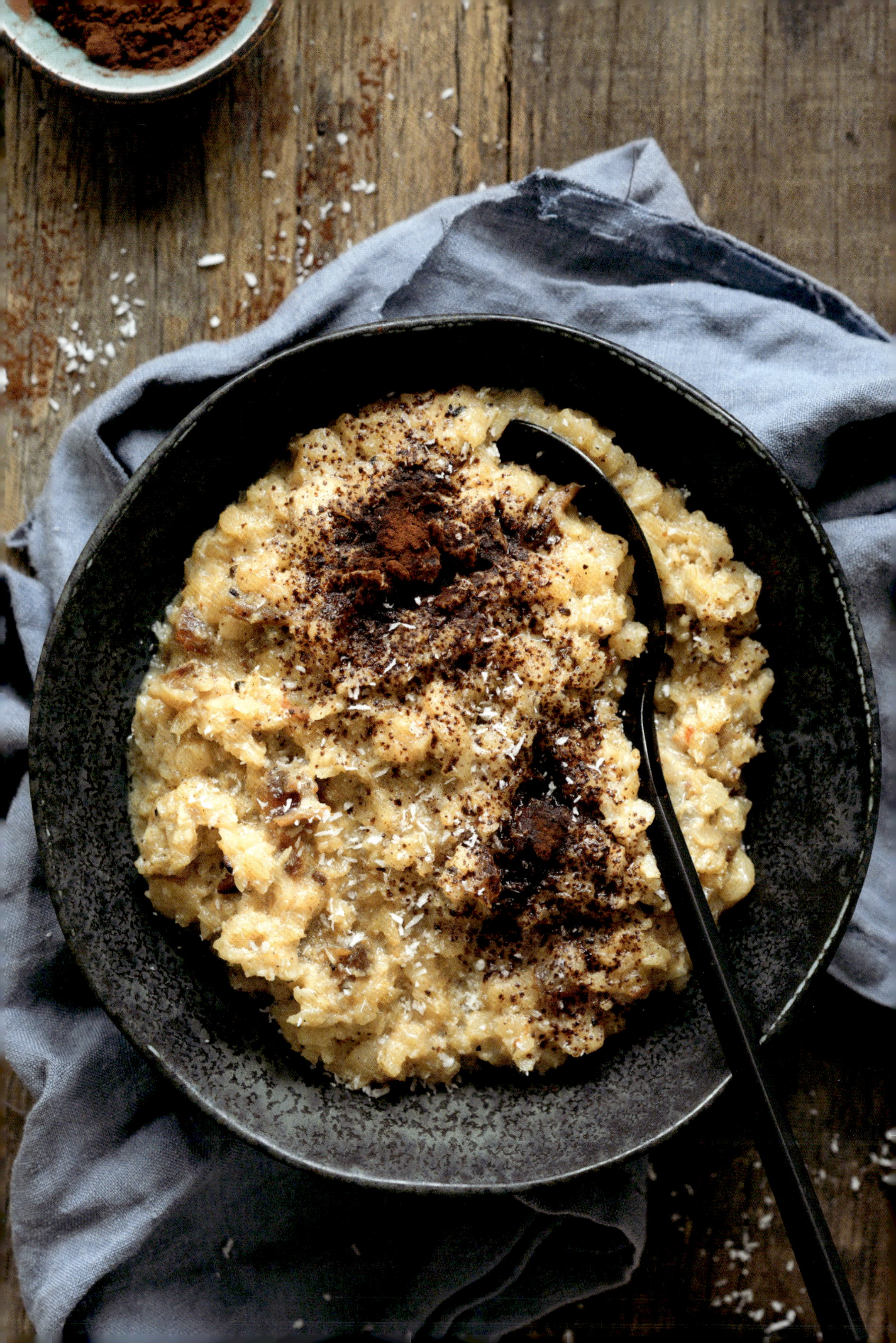

Dattel-Kokos-Porridge für Naschkatzen

Allein der Duft bei der Zubereitung des Porridge wird bei Ihnen schon ein wunderbar wohliges Gefühl hervorrufen. Der Tag kann nur richtig gut werden.

20 Minuten 1 Portion

25 g Datteln ohne Stein
¼ TL Kardamomsamen
¼ TL Gewürznelken
¼ TL Anissamen
1 Prise Salz
1 EL Ghee
30 g Reisflocken
10 g Kokosraspel
10 g gehackte Haselnüsse
250 ml Mandelmilch
½ EL Kakaopulver

1 70 ml Wasser aufkochen, Datteln in kleine Stücke schneiden und im heißen Wasser ca. 5–10 Minuten einweichen.
2 Währenddessen die Gewürze mörsern und bereitstellen.
3 Ghee in einem Topf erhitzen. Alle Gewürze bis auf das Salz hineingeben und aufschäumen lassen.
4 Reisflocken, Kokosraspel und Haselnüsse hinzugeben und unter ständigem Rühren anrösten.
5 Mandelmilch hinzugeben. Alles schön verrühren, damit keine Klumpen entstehen. Alles gemeinsam aufkochen lassen und ca. 5 Minuten bei ständigem Rühren köcheln lassen.
6 Dattelstücke abgießen und untermischen. Mischung nochmals kurz aufkochen lassen.
7 In eine Schüssel geben und mit Kakaopulver bestreuen.

Tipp

Bereiten Sie sich die Gewürzmischung schon in einer größeren Menge vor.

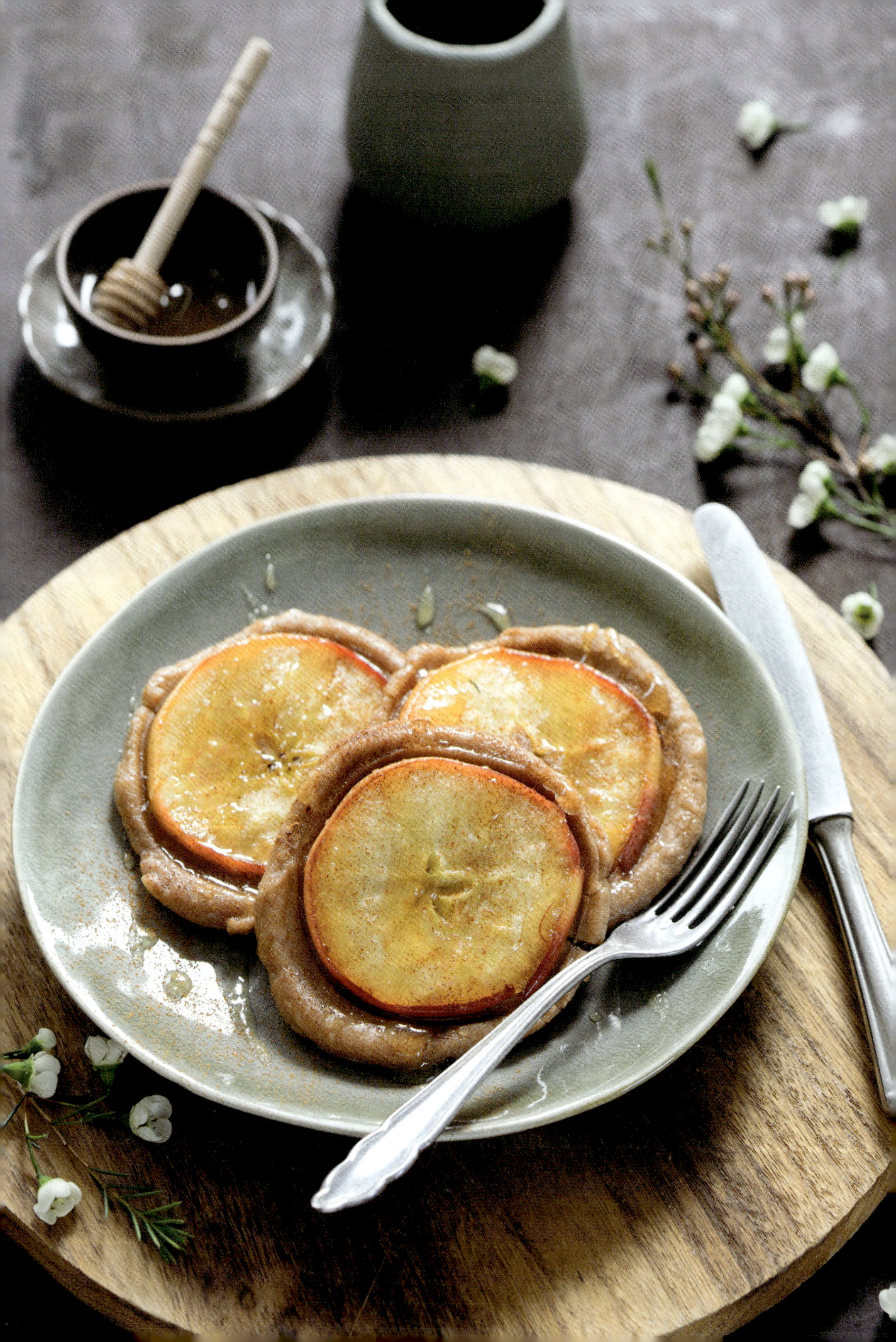

Apfelpfannkuchen

25 Minuten 6 mittelgroße Pfannkuchen

1 Apfel
150 g Reismehl
1 TL Zimt
Sesamöl zum Anbraten
Honig

1 Apfel schälen und in dünne Scheiben schneiden. Zur Seite stellen.
2 Mehl mit 150 ml Wasser und Zimt zu einer homogenen Flüssigkeit verquirlen.
3 Wenig Sesamöl in einer Pfanne erhitzen und Pfannkuchenteig portionsweise in die Pfanne geben.
4 Jeden Pfannkuchen nach 1 Minute mit den Apfelscheiben belegen und nach 2–3 Minuten wenden. Die Apfelscheiben sinken etwas in den Teig ein, sodass die Pfannkuchen von beiden Seiten angebraten werden können.
5 Mit Honig servieren und genießen.

Morgentrunk

5–10 Minuten

Dieser Morgentrunk sorgt für Entschlackung vor dem Frühstück. Regelmäßig angewendet, hilft er, überschüssige Schlackstoffe loszuwerden. Je mehr Ingwerscheiben Sie hinzugeben und je länger Sie den Ingwer köcheln lassen, desto intensiver ist das Getränk.

Frische Ingwerknolle (Menge nach Belieben)
Zusätzlich möglich: Kurkuma, Zitrone, Honig

1 Ingwer schälen, in dünne Scheiben schneiden und in einen Topf legen.
2 Wasser in einem Wasserkocher aufkochen, über die Ingwerscheiben im Topf gießen und auf der heißen Herdplatte nochmals 5–10 Minuten köcheln lassen.
3 Topf von der Herdplatte nehmen und das Ingwerwasser in eine Tasse füllen.
4 Nach Belieben Zitronensaft, Kurkuma und Honig hinzugeben und heiß trinken.

Tipp

Den Honig nicht in das kochende Wasser geben. Warten Sie am besten ab, bis das Wasser Trinktemperatur hat. Denn: Honig wird ab einer Temperatur von 60 °C zerstört und tut uns nicht mehr gut.

Ayurvedischer Kaffee

15 Minuten

Wenn dieser wunderbare Kaffeeduft durch das ganze Haus zieht, weckt das jeden Morgenmuffel. Der ayurvedische Kaffee wird ungezuckert und ohne Milch getrunken. Wenn dies für Sie nicht passt, dürfen Sie gerne einen Schuss warme Milch hinzugeben. Auf den Zucker sollten Sie allerdings nach Möglichkeit verzichten.

4 EL grüner Kardamom (mit Schale)
3 Zimtstangen
3–4 TL Pfeffer
3 TL Fenchelsamen
3 TL Anis
2 ganze Sternanis
1 TL getrocknete Ingwerstücke (oder 2–3 frische Ingwerscheiben, sehr dünn geschnitten)
3 schwarze Kardamomkapseln
9 Nelken
Espressopulver

1. Alle Gewürze auf ein mit Backpapier belegtes Backblech legen.
2. Bei 110 °C Ober- und Unterhitze für ca. 2 Stunden rösten. Das Rösten mit Umluft geht innerhalb einer Stunde, entzieht den Gewürzen jedoch auch viel Aroma.
3. Geröstete Gewürze abkühlen lassen, fein mörsern und in einem Glas verschließen.
4. Wasser in einem größeren Topf zum Kochen bringen und etwas köcheln lassen. Für zwei Personen empfehle ich 4 große Tassen Wasser.
5. Pro Tasse 1 TL Gewürzmischung hinzugeben, 2–10 Minuten weiterköcheln lassen.
6. Dann pro Tasse 1 TL Espressopulver dazugeben. Nicht erschrecken: Jetzt schäumt das Wasser stark. Schaum vollständig verkochen lassen. Das dauert nur wenige Minuten. (Im Schaum sind Stoffe enthalten, die den Kaffee für uns unverträglich machen.)
7. Kaffee durch ein Sieb in eine Kanne seihen und genießen.

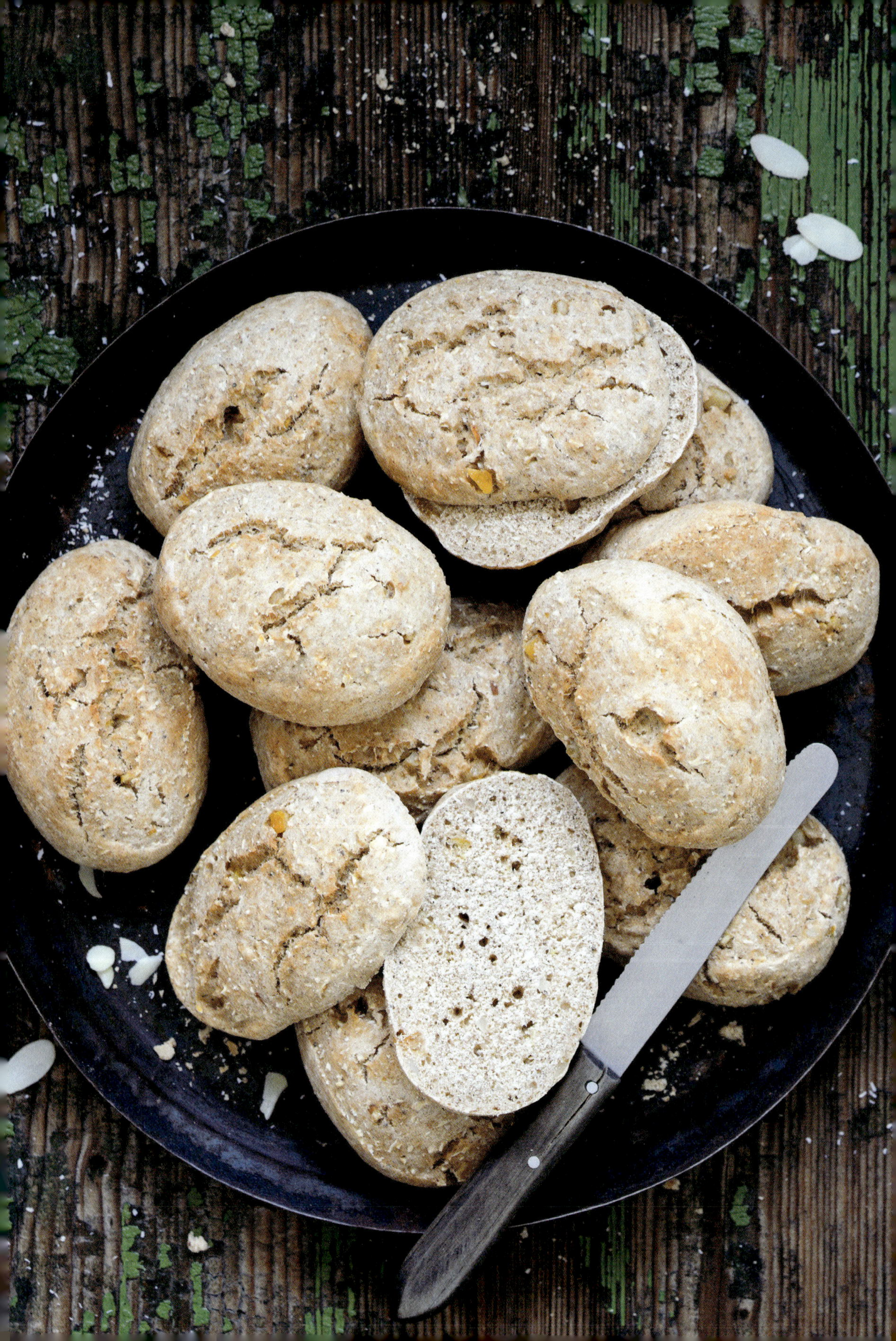

Süße Semmeln

30 Minuten 12 Semmeln

4 getrocknete Pflaumen, Datteln oder Aprikosen
1 Apfel
500 g Dinkelmehl
1 Packung Bio-Weinsteinpulver
½ TL Ingwerpulver
2 TL Zimtpulver
1 Prise Salz
3–4 EL Rohrzucker
3 TL Kokosraspel
2 TL Mandelplättchen
100 ml warmes Wasser
200 ml warme Milch (Heumilch oder Mandelmilch)

1 Backofen auf 230 °C Ober- und Unterhitze oder 210 °C Umluft vorheizen.
2 Apfel waschen und reiben, Trockenfrüchte klein schneiden. Alle trockenen Zutaten in eine große Schüssel geben und vermengen. Apfel und Trockenfrüchte zugeben. Wasser und Milch nach und nach zugeben und verrühren. Teig nach dem Verrühren noch kräftig durchkneten, eventuell noch etwas Mehl zugeben.
3 Teig in zwei Hälften teilen und jeweils eine Wurst formen. Scheiben abschneiden und auf ein Backblech legen, eventuell noch etwas in Form drücken.
4 Semmelscheiben für ca. 7 Minuten im Ofen backen.
5 Backblech herausnehmen und Semmelscheiben mit Wasser bepinseln, dann das Blech wieder in den Ofen schieben. Weitere 10 Minuten backen. Wenn die Semmeln goldbraun sind, sind sie perfekt.

Das ayurvedische Mittagessen

In unserer Nahrung steckt viel mehr als die messbaren Moleküle. Auch bei der Nahrungszubereitung gilt das ayurvedische Prinzip der Achtsamkeit. Ayurveda setzt viel auf Gemüse. Dieses sollte immer frisch sein. Um uns lebendig und frisch zu fühlen, sollten wir auch genau solche Nahrung zu uns nehmen. Es werden warme Gerichte bevorzugt, da Rohkost nicht von allen Menschen gut vertragen wird. Dabei ist darauf zu achten, das Gemüse nicht zu zerkochen. Das Gemüse wird in relativ große Stücke geschnitten. So behält es sein Aroma. Kohl wird sehr gerne verwendet, denn alle Kohlsorten sind reich an Vitamin C, Ballaststoffen, Folsäure und Substanzen, die den Darm gesund erhalten. Kichererbsen sind eine tolle pflanzliche Eiweißquelle.

! In der klassischen ayurvedischen Küche besteht das Mittagessen aus einer Reisvariation, einem Gemüsegericht, einem Dal (Linsen-, Bohnengericht) als Eiweißspender und einem Chutney für die Schärfe, um das Verdauungsfeuer zu regulieren.

Ayurvedischer Aperitif

Der ayurvedische Aperitif regt die Verdauung an.
Servieren Sie ihn gerne im Schnaps- oder Likörglas.

Aperitif mit Ajowan

10 Minuten | 2 Portionen

1 TL Ajowan
2 Tassen heißes Wasser

1 Pro Tasse ½ TL Ajowan mit heißem Wasser übergießen.
2 5 Minuten ziehen lassen. Der Aperitif wird heiß bis warm getrunken. Sie müssen das Gewürz nicht abseihen, da es sich am Boden sammelt.

Würziger Aperitif

10 Minuten | 2 Portionen

2 grüne Kardamomkapseln
1 Prise Kurkumapulver
½ TL Langpfeffer
½ TL Fenchelsamen
¼ Zitrone, davon der Saft
1 EL Honig

1 2 Tassen Wasser mit den Gewürzen 10 Minuten lang kochen, danach auf Trinktemperatur abkühlen lassen.
2 Zitronensaft und Honig dazugeben.

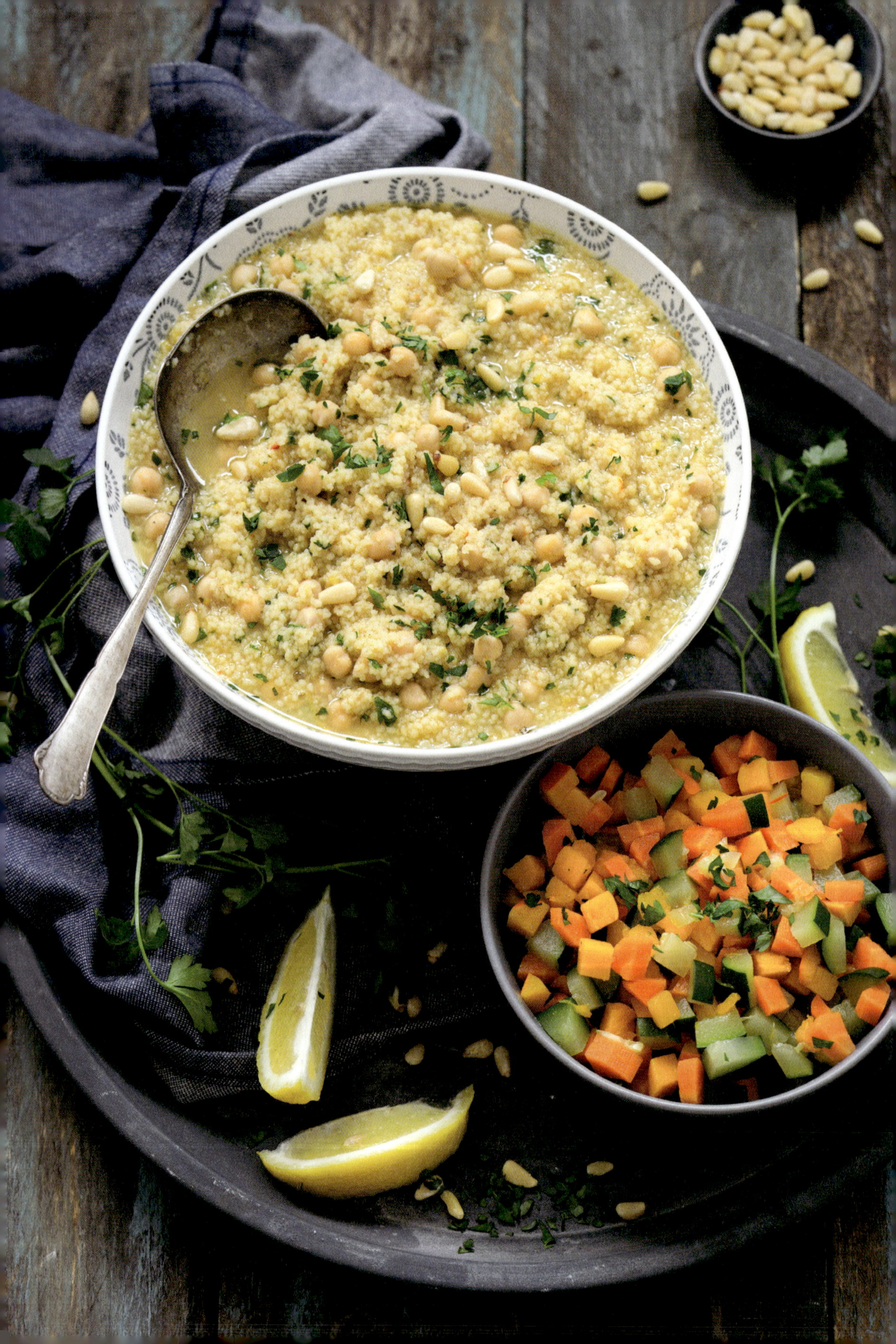

Gewürz-Couscous mit Gemüse

20 Minuten 2 Portionen

1 ½ Karotten
250 g Zucchini
170 g Hokkaidokürbis
½ TL Zimtpulver
1 TL Kreuzkümmel, gemahlen
½ TL Koriander, gemahlen
¼ TL Salz
1 Messerspitze Chilipulver
1 Messerspitze Safran
2 EL Olivenöl

Für das Gemüsedressing:
1 Biozitrone, Schale und Saft
4 Stängel Petersilie
1 Messerspitze Chilipulver
3 EL Olivenöl
Salz, Pfeffer

125 g Vollkorn-Couscous
100 g Kichererbsen (Glas oder Dose)

1. Gemüse waschen, putzen, schälen und in mundgerechte Stücke schneiden.
2. Die Gewürze mit 2 EL Olivenöl in 1 l Wasser geben und zum Kochen bringen, Gemüse dazugeben und so lange köcheln, bis es weich ist.
3. Gemüse aus der Brühe nehmen und warm stellen.
4. Brühe nochmals aufkochen, Couscous zugeben und Topf vom Herd nehmen. Couscous ca. 10 Minuten quellen lassen.
5. In der Zwischenzeit Petersilien-Zitronen-Dressing vorbereiten: Schale der Biozitrone abreiben und Saft auspressen. Petersilie hacken, mit Zitronensaft und -schale und 3 EL Olivenöl vermischen, Salz, Pfeffer und Chilipulver zugeben.
6. Kichererbsen aus dem Glas oder der Dose nehmen, abspülen, abtropfen lassen und unter den Couscous heben.
7. Gemüse mit der Marinade vermischen und zum Couscous servieren, nach Geschmack mit Pinienkernen garnieren.

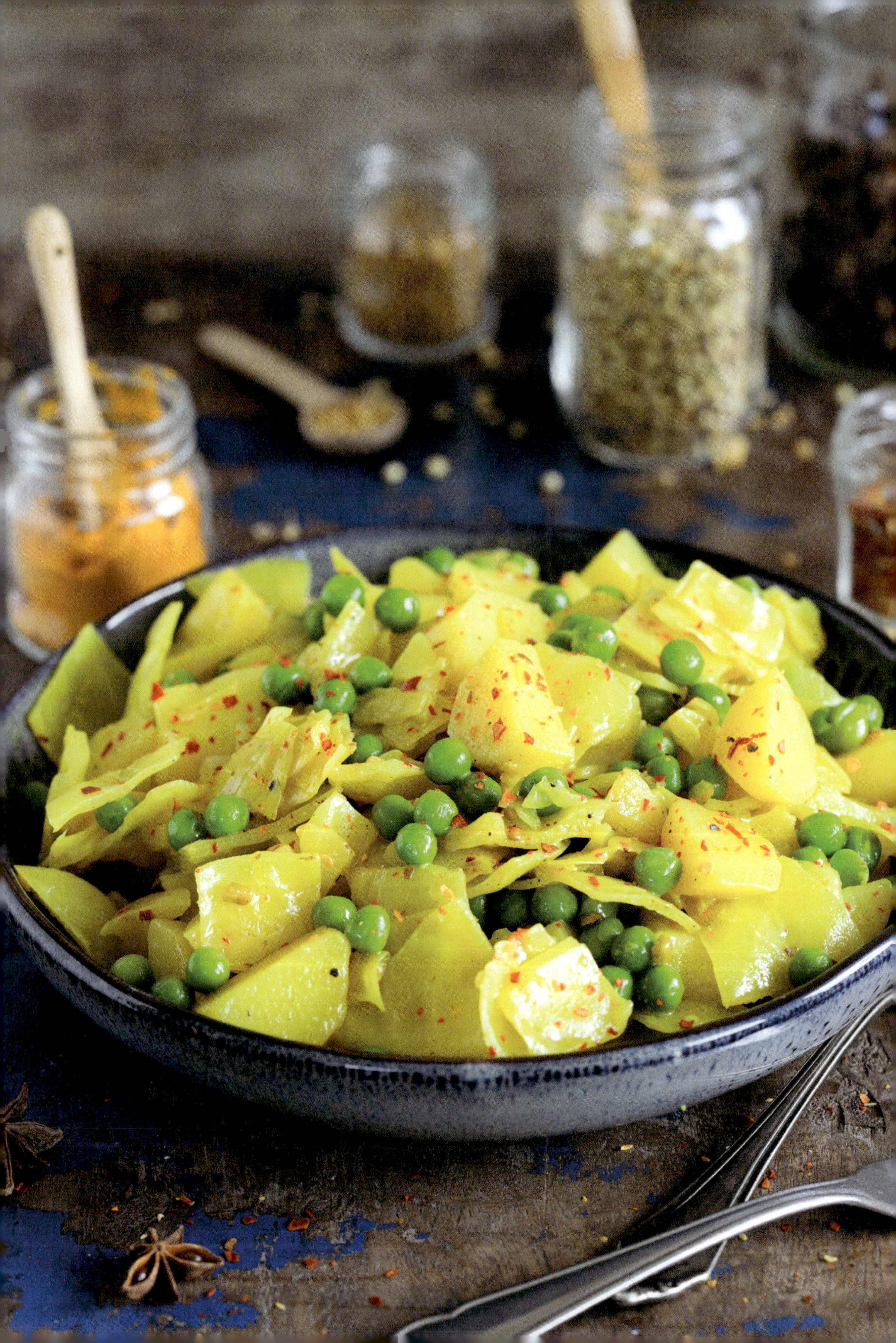

Indischer Weißkohl mit Erbsen

30 Minuten 2 Portionen

350 g Weißkohl
200 g Kartoffeln
150 g Erbsen (tiefgekühlt)
1 TL Kreuzkümmel
1 TL Koriandersamen
½ TL Kurkuma
½ TL Bockshornkleesamen
1 getrocknete Chili
1 Prise Anis
2 TL grobes Salz
3 TL Ghee (alternativ Öl)
1 Schuss Milch oder Sahne
1 Schuss Balsamicoessig

1. Kohl ohne Strunk in grobe Stücke schneiden. Kartoffeln waschen und schälen und in grobe Würfel schneiden.
2. Gewürze und Salz mörsern und anschließend Ghee (oder Öl) in einer Pfanne erhitzen, Gewürze hineingeben und zum Schäumen bringen.
3. Gemüse dazugeben, alles unter ständigem Rühren anrösten.
4. Mit 1 Tasse Wasser ablöschen. Milch oder Sahne zugeben und 10 Minuten köcheln lassen. Dabei darauf achten, dass das Gemüse (vor allem der Kohl) nicht zerkocht, weil dann alle Vitamine verloren gehen. Evtl. noch etwas Wasser nachgießen.
5. Kurz vor dem Servieren Balsamicoessig zugeben.

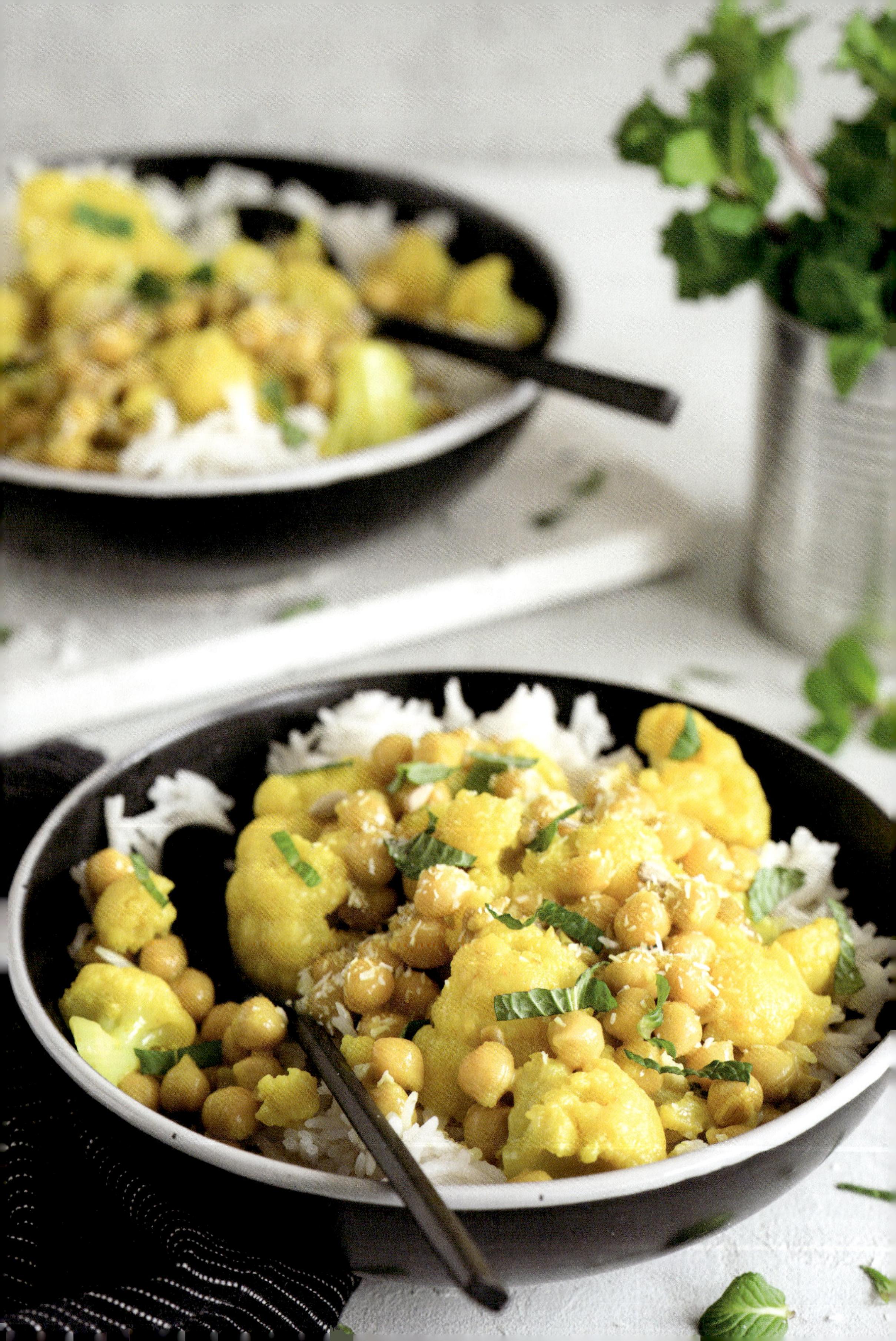

Kichererbsen-Blumenkohl-Curry

30 Minuten 2 Portionen

- 1 kleiner Blumenkohl
- 200 g Kichererbsen (Glas oder Dose)
- 2 EL Kokosöl
- 1 TL frische Minze, fein geschnitten
- 1 TL gemahlenes Kurkuma
- 1 TL Kreuzkümmelsamen
- 1 TL gemahlener Kardamom
- 4 EL Sonnenblumenkerne
- 800 ml Kokosmilch
- 1 Prise Salz
- 2 EL Kokosflocken

1. Blumenkohl waschen und in mundgerechte Stücke schneiden. Kichererbsen abtropfen lassen und abspülen.
2. Kokosöl in einem großen Topf erhitzen, Kichererbsen, Gewürze, Sonnenblumenkerne und schließlich den Blumenkohl hinzugeben.
3. Alles unter stetigem Rühren anbraten und mit Kokosmilch ablöschen. Weitere 5 Minuten köcheln lassen, ab und zu umrühren.
4. Curry mit Salz abschmecken und mit den Kokosflocken garnieren.

Tipp

Servieren Sie das Blumenkohlcurry mit Reis, Quinoa oder schwarzen Linsen.

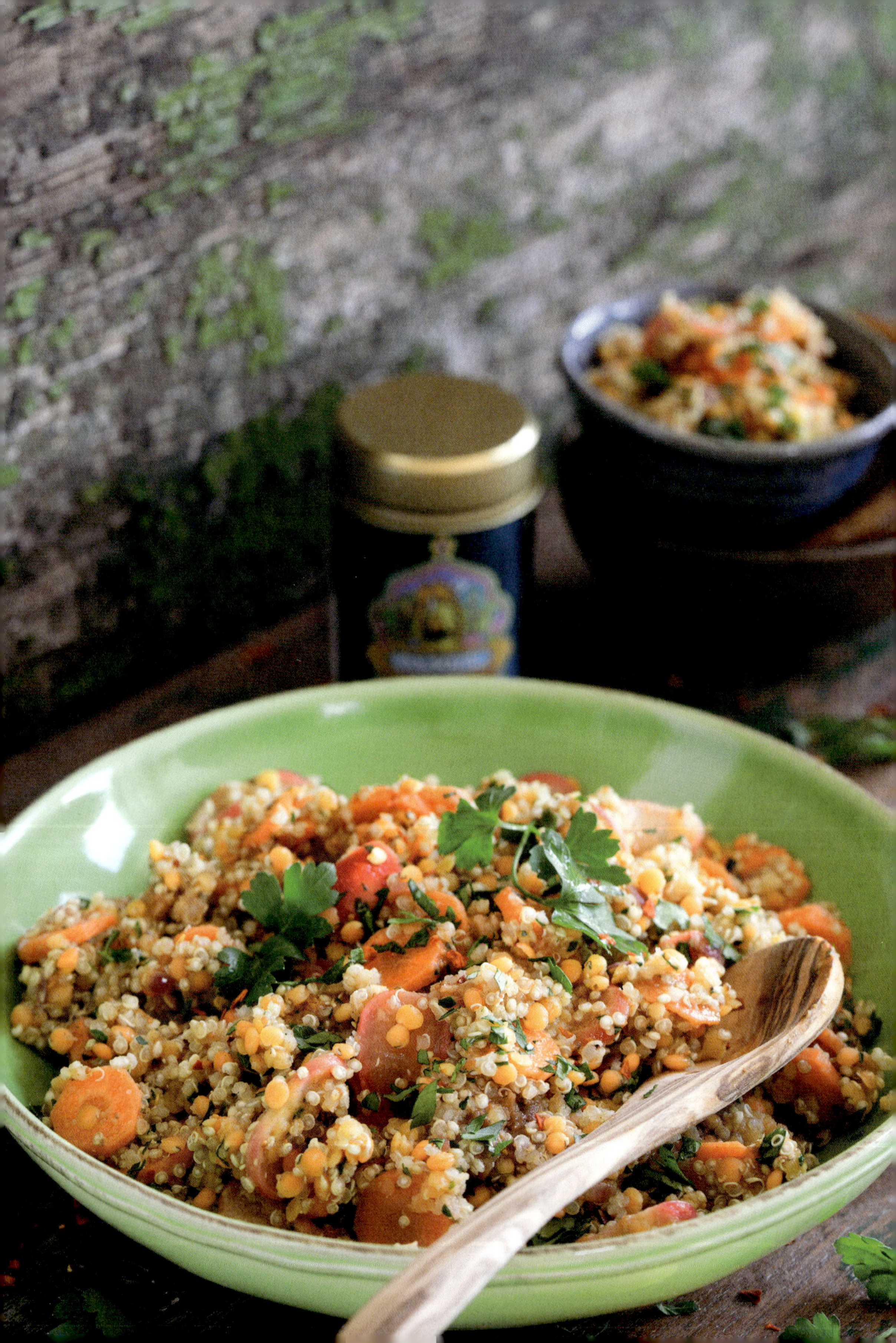

Linsen-Quinoa-Salat

30 Minuten 1 große Schüssel

Dieses Gericht genießen Sie am besten lauwarm. Es eignet sich besonders gut für heiße Tage.

150 g Quinoa
200 g rote Linsen
3 Karotten
5 Radieschen
6 getrocknete Feigen (über Nacht in Wasser eingelegt)
½ Bund Petersilie
2 rote Zwiebeln
1 kleine rote Chilischote
2 EL Sesamöl
1 TL Zimtpulver
1 TL gemahlener Kreuzkümmel
½ TL Asafoetida
1 Zitrone, davon der Saft
Salz
Pfeffer

1. Quinoa in 300 ml Wasser 20 Minuten lang ohne Salz kochen.
2. Linsen in 600 ml Wasser 10 Minuten lang ohne Salz kochen.
3. Karotten waschen, schälen und in feine Scheiben schneiden, Radieschen waschen und in feine Scheiben schneiden. Feigen in kleine Würfel schneiden. Petersilie fein hacken.
4. Zwiebeln abziehen und mit der Chilischote klein würfeln und in einer großen Pfanne in Sesamöl andünsten.
5. Gewürze, Karotten, Radieschen und Feigen zugeben. Alles etwa 5 Minuten lang rösten.
6. In eine große Schüssel füllen, Linsen und Quinoa dazugeben und Petersilie untermischen, mit Zitronensaft, Salz und Pfeffer abschmecken.

Tipp

Asafoetida ist ein Gewürz, welches die Verdauung unterstützt. In diesem Gericht ist es gut untergebracht, da ein Salat schwerer verdaulich ist als ein gekochtes Essen.

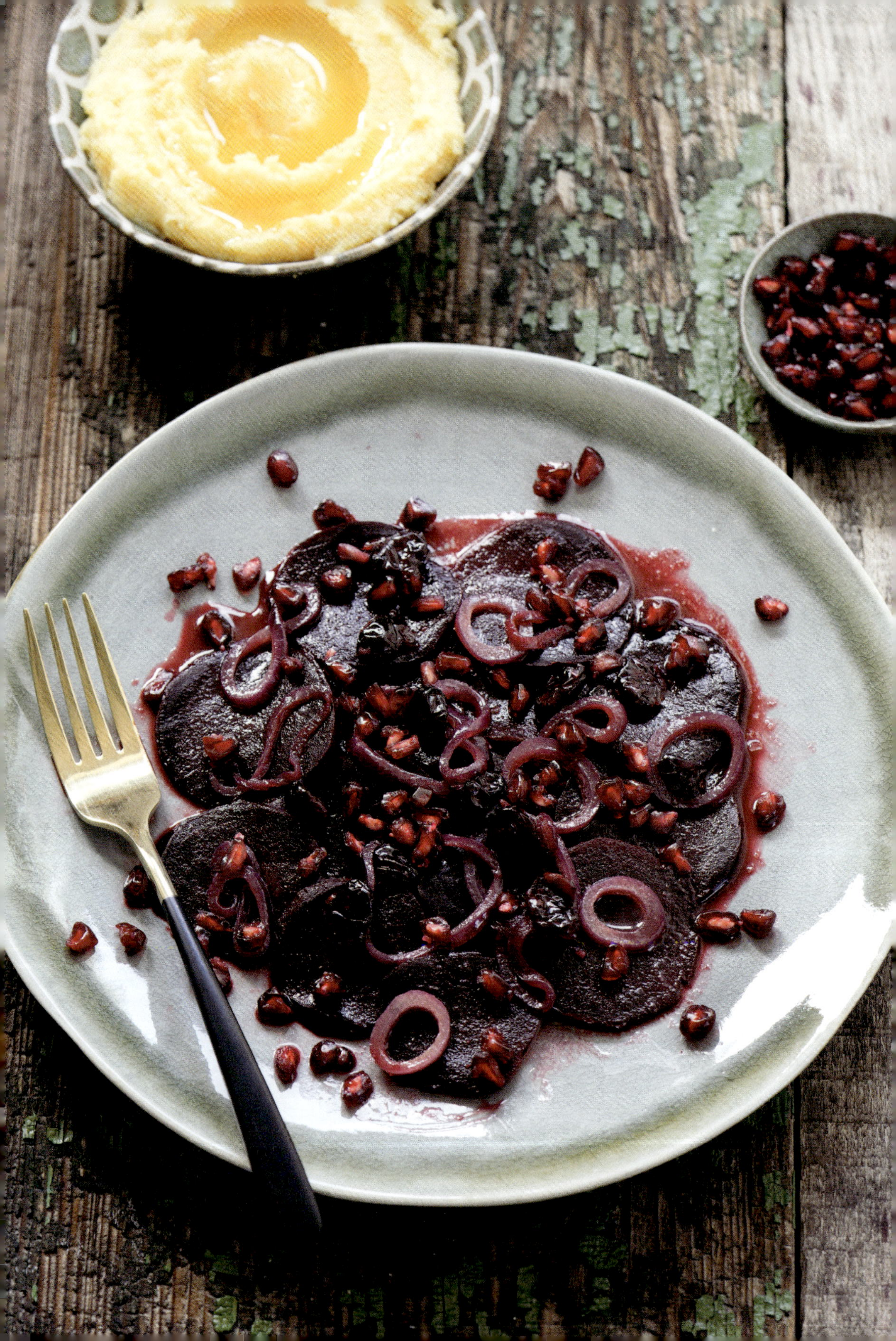

Rote-Bete-Carpaccio

60 Minuten 2 Portionen

1 Rote Bete
1 Granatapfel
1 mittelgroße Zwiebel
½ TL Ghee
1 Nelke
1 Sternanis
1 ½ EL Apfelessig
1 EL Rosinen oder Cranberries
1 Messerspitze gemahlener Ingwer
½ TL brauner Zucker
½ EL Ahornsirup
½ EL Olivenöl
Salz
Pfeffer

1 Rote Bete waschen und im Ganzen 20 Minuten in etwas Wasser kochen, bis sie weich-bissfest ist, dann herausnehmen und abtropfen lassen.
2 In der Zwischenzeit Granatapfel halbieren. Aus einer Hälfte Kerne herauslösen, aus der anderen mit einer Zitruspresse den Saft herauspressen.
3 Zwiebel schälen und in feine Ringe schneiden.
4 Ghee in einem großen Topf erhitzen, Zwiebelringe darin andünsten. Nelke und Sternanis hinzufügen und mit Apfelessig ablöschen.
5 Unter Rühren Rosinen oder Cranberries, Granatapfelsaft, Ingwerpulver und Zucker hinzugeben und alles etwas köcheln lassen.
6 Von der Kochplatte nehmen, Ahornsirup und Olivenöl untermischen und mit Salz würzen.
7 Abgekühlte Rote Bete in dünne Scheiben schneiden und dekorativ auf einem Teller anrichten. Sud darübergeben und 30 Minuten ziehen lassen.
8 Mit den Granatapfelkernen dekorieren und servieren.

Tipp

Das Rote-Bete-Carpaccio kann als Hauptspeise mit Polenta oder auch als Vorspeise gereicht werden.

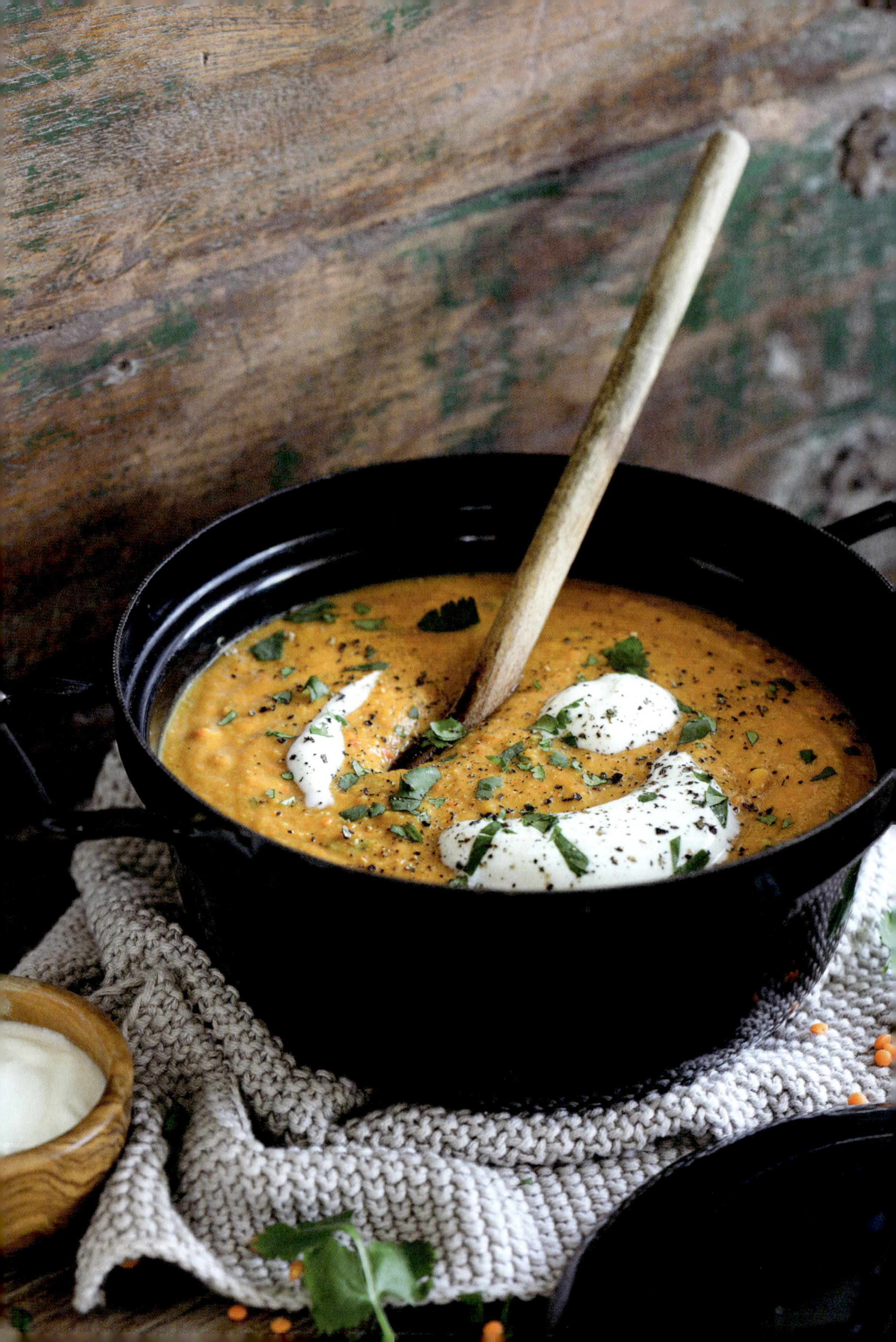

Dal aus roten Linsen

30 Minuten 4 Portionen

1 ½ Tassen rote Linsen
1 Zwiebel
1 Knoblauchzehe
1 rote Chilischote
1 Scheibe frischer Ingwer
1 rote Paprikaschote
2 EL Ghee
1 TL Kreuzkümmelsamen
¼ TL Asafoetida
2 Lorbeerblätter
½ TL gemahlener Koriander
3 Nelken
¼ TL gemahlenes Kurkuma
1 EL Kokosmark
1 TL Salz
½ TL Garam Masala
¼ TL Chilipulver
1 EL Joghurt
Koriandergrün, gehackt
Pfeffer

1. Zwiebel und Knoblauch schälen, Chilischote putzen, Ingwer schälen und alles fein hacken. Paprikaschote waschen, putzen und würfeln. Linsen waschen und abtropfen lassen.
2. Ghee in einem großen Topf erhitzen und darin Kreuzkümmel und Asafoetida anbraten. Zwiebel, Knoblauch, Ingwer und Chili zufügen und anbräunen. Lorbeer, Koriander, Nelken und Kurkuma zufügen und umrühren. Paprikawürfel dazugeben und alles unter Rühren kurz anrösten.
3. 4 Tassen Wasser in den Topf geben, zum Kochen bringen und Linsen hinzufügen. Hitze reduzieren und alles ca. 25 Minuten bei schwacher Hitze köcheln lassen. Dann Kokosmark und Salz dazugeben.
4. Dal mit einem Mixstab pürieren und mit Garam Masala, Chilipulver, Joghurt, Koriandergrün und Pfeffer würzen.

Tipp

Der rote Dal ist mild und gleicht zu viel Hitze im Körper aus. Er passt daher gut zu heißen Tagen oder um zu viel Pitta auszugleichen.

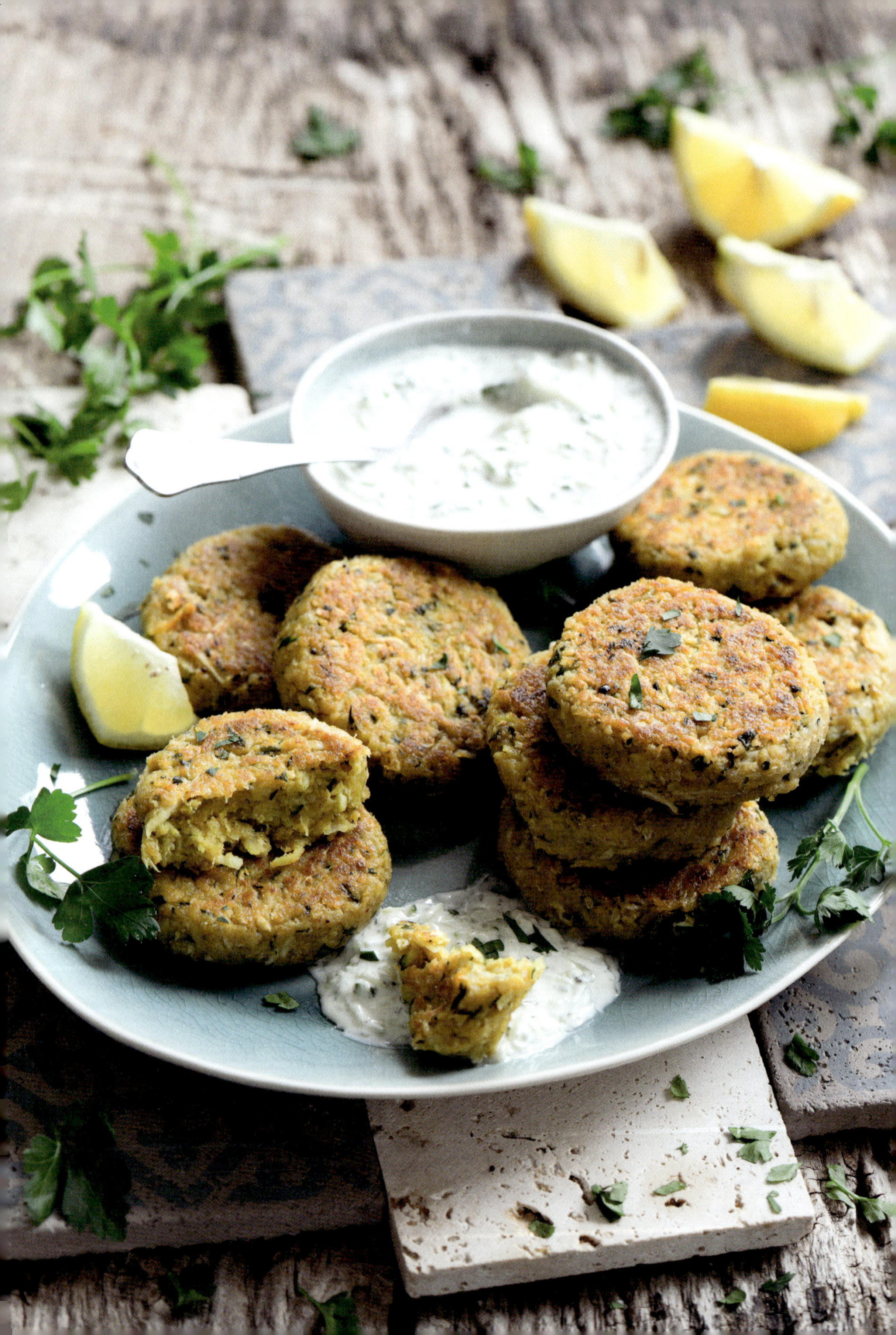

Bratlinge aus Kichererbsen

30 Minuten | 4 Portionen

200 g Zucchini
200 g Petersilien- oder Selleriewurzel
150 g Kartoffeln
½ Bund Blattpetersilie
200 g Kichererbsenmehl
1 TL klassische Currymischung
¼ TL Asafoetida
1 TL Kreuzkümmel
¼ TL Paprikapulver
1 TL Salz
3–4 EL Ghee

1 Zucchini waschen, putzen und grob raspeln. Petersilienwurzel und Kartoffeln waschen, schälen und ebenso grob raspeln. Blattpetersilie waschen, trocknen und fein hacken.
2 Kichererbsenmehl mit 150 ml Wasser verrühren. Geraspelte Zucchini, Kartoffeln, Petersilienwurzel und die Blattpetersilie untermischen und zu einem Teig verrühren.
3 Gewürze hinzufügen und kleine Bratlinge formen.
4 Ghee in einer großen Pfanne erhitzen und Bratlinge darin anbraten.

Tipp

Sehr schnell zubereitet und lecker ist dazu Raita-Joghurt (siehe Seite 201).

Couscous mit Nüssen und Koriander

15 Minuten 4 Portionen

2 Tassen Couscous
1TL Salz
1 kleine Karotte
2 EL Ghee
3 EL Cashewnüsse
1 EL Pinienkerne
1 EL Pistazien
½ TL gemahlener Ingwer
½ TL Garam Masala
1 TL Honig
Koriandergrün oder Blattpetersilie, gehackt

1 Couscous mit etwas Salz und 3 ½ Tassen kochendem Wasser übergießen und zugedeckt 5–10 Minuten quellen lassen, bis die Flüssigkeit aufgesaugt ist. Anschließend mit einer Gabel etwas lockern.

2 In der Zwischenzeit Karotte waschen, schälen und in kleine Würfel schneiden.

3 Ghee in der Pfanne erhitzen und Karottenwürfel, Cashewnüsse, Pinienkerne und Pistazien anrösten.

4 Ingwerpulver und Garam Masala untermischen und alles zusammen noch einige Minuten rösten.

5 Mit Honig und Koriander oder Blattpetersilie mischen, dabei etwas Grün zurückhalten.

6 Couscous mit den Nüssen und Kräutern in einer großen Schüssel vermengen, mit dem restlichen Koriander dekorieren und servieren.

Raita-Joghurt

20 Minuten 4 Portionen

Raita ist ein mild gewürzter Joghurt mit Gemüse, der sich sehr gut als Beilage zu Bratlingen, Reis- und Gemüsegerichten eignet.

1 Kartoffel, gekocht
¼ Gemüsegurke
250 g Joghurt
1 TL gemahlener Kreuzkümmel
½ TL gemahlenes Kurkuma
¼ TL Pfeffer
¼ TL Salz

1 Kartoffel schälen und klein würfeln. Gurke waschen, schälen und klein würfeln.
2 Beides mit dem Joghurt vermischen, Gewürze hinzugeben und etwa 15 Minuten ziehen lassen.

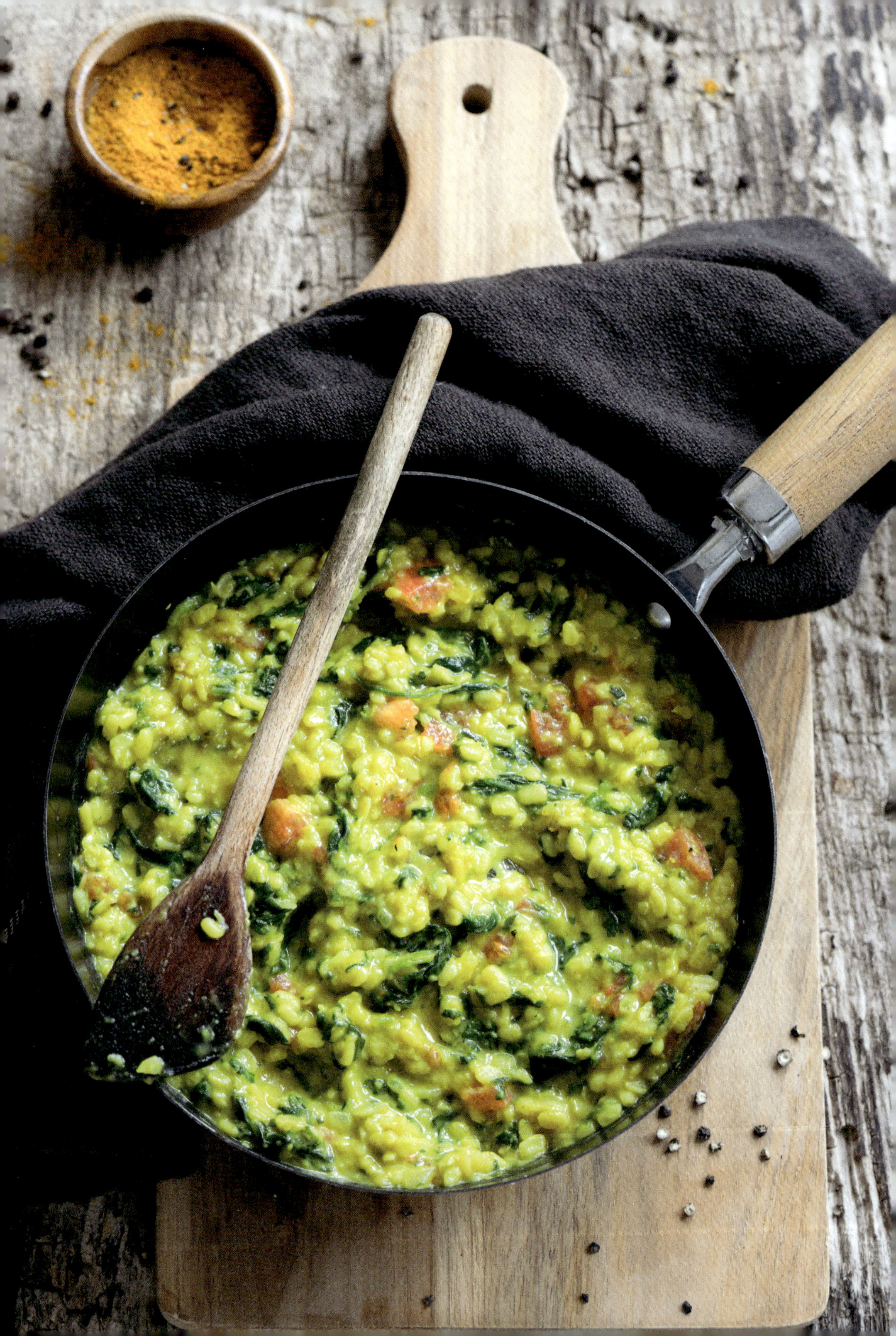

Mungbohnen mit Spinat

30 Minuten   4 Portionen

150 g gelber Mung Dal
75 g Spinat (frisch oder tiefgekühlt)
1 kleine Zwiebel
1 große Scheibe frischer Ingwer
1 Tomate
2 EL Ghee
1 TL Kreuzkümmel
2 Nelken
1 Messerspitze Asafoetida
½ TL Kurkumapulver
¼ TL Chilipulver
½ TL Salz
1 TL getrockneter Bockshornklee
2 EL Joghurt
¼ TL zerstoßene Pfefferkörner

1 Mung Dal in 400 ml Wasser langsam ca. 20 Minuten kochen, bis das Wasser verkocht ist.

2 Falls Sie frischen Spinat verwenden, in der Zwischenzeit Spinat waschen, putzen und kurz blanchieren.

3 Zwiebel abziehen, Ingwer schälen und beides fein hacken. Tomate mit kochendem Wasser überbrühen, häuten und in Würfel schneiden.

4 Ghee in einem großen Topf erhitzen und Kreuzkümmel, Nelken und Asafoetida darin anrösten. Anschließend Zwiebel und Ingwer dazugeben, dann Kurkuma, Chilipulver, Salz und Tomatenwürfel unterrühren.

5 Gekochten Mung Dal und blanchierten oder gefrorenen Spinat dazugeben und aufkochen lassen. Bockshornklee, Joghurt und Pfeffer dazugeben und kurz mitköcheln lassen, eventuell noch nachsalzen.

Tipps

- Die Mungbohnen lassen sich sehr gut vorkochen. Auf diese Weise sparen Sie viel Zeit und können das Gericht in wenigen Minuten fertigstellen.
- Um den Stoffwechsel noch mehr anzuregen (für Kapha-Typen oder während einer Detox-Phase), können Sie dem Dal noch mehr frischen Ingwer und Pfeffer zufügen.
- Zum Vata-Ausgleich nach einem stressigen Tag können Sie noch eine Kartoffel hinzugeben.

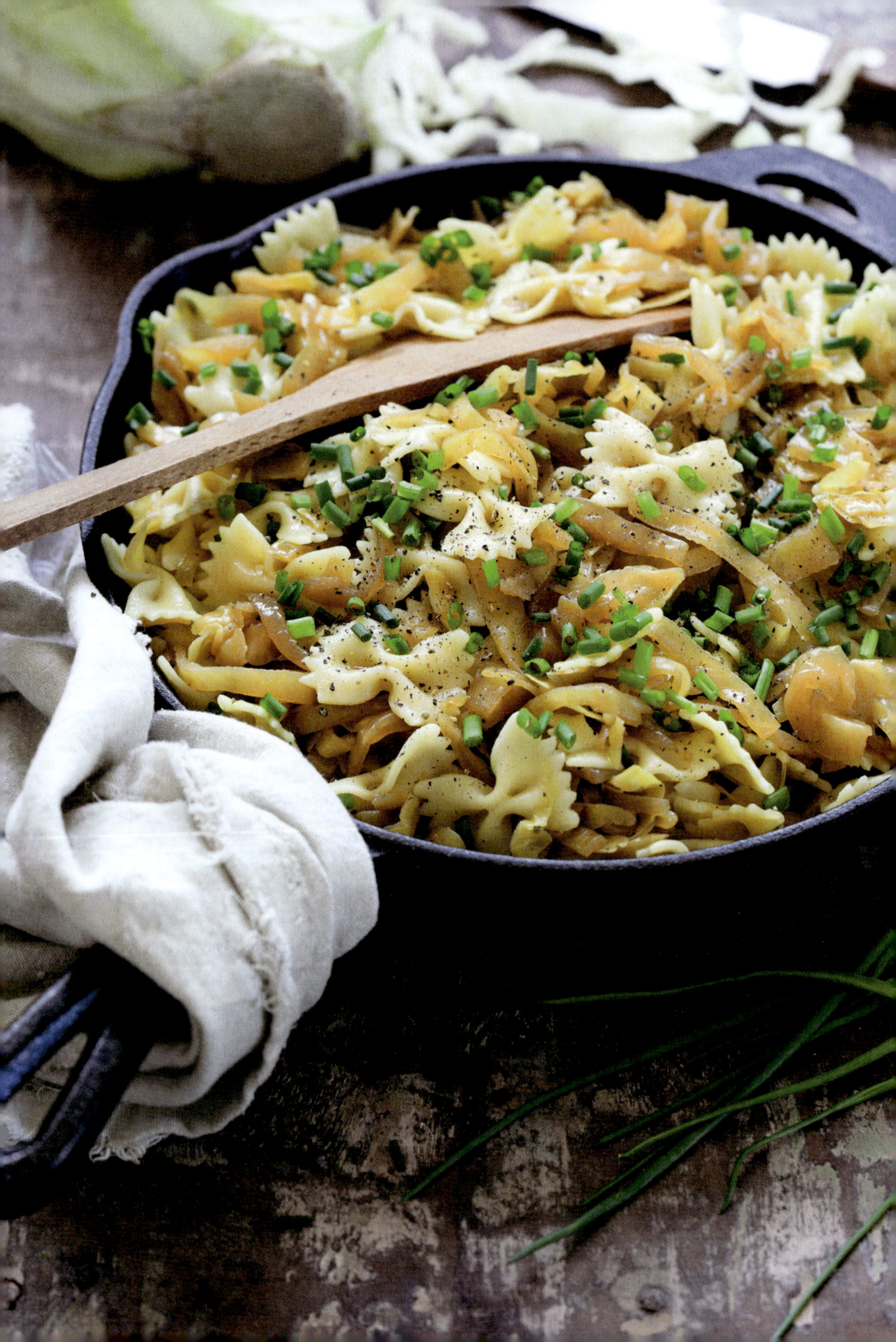

Krautfleckerl

60 Minuten 4 Portionen

450 g Weißkohl
2 Zwiebeln
350 g Farfalle
4 EL Ghee
2 TL Vollrohrzucker
3 EL Weißweinessig
2 EL Kümmel
1 TL Kreuzkümmel
¼ TL gemahlener schwarzer Pfeffer
¼ TL Kurkuma
¼ TL Asafoetida
2 TL Steinsalz
Schnittlauch zum Garnieren

1. Weißkohl putzen und in feine Streifen schneiden. Zwiebel schälen und in kleine Würfel schneiden. Nudeln bissfest kochen.
2. Kümmel und Kreuzkümmel im Mörser mittelfein mörsern.
3. Ghee in einem großen Topf erhitzen und Zwiebelwürfel darin anschwitzen. Dann den Zucker darüberstreuen und den Kohl hinzugeben. Alles zusammen anrösten. Dabei aufpassen, dass der Zucker nicht anbrennt. Er soll lediglich karamellisieren, daher immer wieder umrühren. Dann mit Essig ablöschen und mit 150 ml Wasser aufgießen.
4. Nun alle Gewürze hinzugeben und bei geschlossenem Deckel ca. 20–30 Minuten dünsten, bis das Kraut weich ist. Eventuell etwas Flüssigkeit nachgießen.
5. Kraut mit den gekochten Nudeln vermengen und nochmals 10 Minuten bei geringer Hitze ziehen lassen.
6. Abschmecken und mit Schnittlauch garnieren.

Kichererbsencurry

30–40 Minuten 4 Portionen

- 200 g Kichererbsen (Dose oder über Nacht eingeweicht)
- 1 rote Zwiebel
- 1 Knoblauchzehe
- 3 Tomaten
- 2 cm Ingwer
- 2 cm frische Chilischote
- 1 EL Koriandersamen
- 1 TL Anissamen
- 1 TL Kreuzkümmelsamen
- ½ TL weißer Pfeffer
- 2 EL Ghee
- 1 EL Kapha-Gewürzmischung
- 3 Prisen Asafoetida
- 2 TL Steinsalz
- 2 EL Zitronensaft
- 2 EL Walnüsse, gehackt
- 150 ml Sojasahne (alternativ normale Sahne)
- 2 EL Koriandergrün, gehackt

Tipp

Dazu passen Kartoffeln oder Reis.

1. Die eingeweichten Kichererbsen abgießen und in reichlich frischem Wasser ca. 35 Minuten kochen.
2. In der Zwischenzeit Zwiebel schälen und in Würfel schneiden, Knoblauch schälen und pressen, Tomaten mit heißem Wasser überbrühen, häuten und in Würfel schneiden und Ingwer und Chili in ganz kleine Stücke schneiden.
3. Koriandersamen, Anis, Kreuzkümmel und Pfeffer mörsern.
4. Ghee in einem großen Topf erhitzen, die Kapha-Gewürzmischung und die frisch gemörserten Gewürze darin kurz aufschäumen lassen. Zwiebel und Knoblauch dazugeben.
5. Gekochte Kichererbsen abseihen und in den Topf geben und gut durchmischen, Asafoetida und Salz dazugeben und nochmals vermengen.
6. Tomatenwürfel hinzufügen und mit dem Zitronensaft beträufeln. Alles kurz aufkochen lassen und dann den frischen Ingwer und die Chilischote dazugeben.
7. Zum Schluss die Walnüsse einstreuen und mit der Sojasahne aufgießen. Alles gemeinsam weitere 5 Minuten köcheln lassen, dann mit Koriandergrün bestreut servieren.

Ayurvedische Chutneys

In der klassischen ayurvedischen Küche darf ein Chutney beim Essen nicht fehlen. Es macht die Mahlzeit vollkommen. Ein Chutney heizt mit seiner Schärfe das Verdauungsfeuer an. Es bringt den Stoffwechsel in Schwung. Es besteht aus Gemüse, Früchten und Gewürzen und hat eine flüssige bis cremige Konsistenz.

Da ein Chutney ein Einheizer ist, sollten sich Pitta-Typen etwas zurückhalten. Vata- und vor allem Kapha-Typen dürfen sich bedenkenlos bedienen. Vor allem Menschen, denen kalt ist, hilft ein scharfes Chutney, den Kreislauf anzukurbeln.

Mango-Chutney

15 Minuten 2 Portionen

1 reife Mango
½ TL grobes Salz
1 TL Kardamom
1 TL Kubebenpfeffer (alternativ normaler Pfeffer)
½ TL Bockshornkleeblätter
2 getrocknete Chilis
Etwas Ghee
3 EL Rohrzucker (alternativ 2 EL Ahornsirup)

1. Mango schälen, vom Kern lösen und in grobe Stücke schneiden.
2. Gewürze fein mörsern.
3. Ghee in einer Pfanne erhitzen und die Gewürze hinzugeben, kurz aufschäumen lassen. Mangostücke hinzugeben und alles vermischen.
4. Etwas Wasser hinzugeben und mit geschlossenem Deckel einige Minuten köcheln lassen. Ganz wichtig: Bleiben Sie dabei. Mangos sind empfindlich und wollen umsorgt werden. Eventuell noch mehr Wasser hinzugießen.
5. Wenn die Mango weich ist, Rohrzucker oder Ahornsirup dazugeben.
6. Pfanne vom Herd nehmen, Masse abkühlen lassen und anschließend pürieren.

Paprika-Chutney

20 Minuten · 2 Portionen

2 rote Paprika
1 Tomate
1 Knoblauchzehe
1 kleines Stück frischer Ingwer
½ TL Fenchel
½ TL Koriander
½ TL Kreuzkümmel
½ TL Kurkuma
1 TL Paradieskörner
2 Chilis
1 TL grobes Salz
1 TL Ghee (alternativ Öl)
2 EL Balsamicoessig

1. Paprika und Tomate waschen und in kleine Würfel schneiden. Knoblauch und Ingwer schälen und klein schneiden.
2. Gewürze mörsern.
3. Ghee in der Pfanne erhitzen, Gewürze hinzugeben und anbraten. Ingwer und Knoblauch dazugeben und nochmals kurz anbraten.
4. Paprika- und Tomatenwürfel dazugeben und anbraten.
5. Mit ½ Tasse Wasser und dem Balsamicoessig ablöschen.
6. Köcheln, bis alles weich ist, abkühlen lassen und pürieren.

Tomaten-Chutney

15 Minuten · 2 Portionen

4 reife Tomaten
4 getrocknete Tomaten
½ TL Kreuzkümmel
½ TL Koriander
½ TL Kurkuma
2 Nelken
1 TL Rosmarin
1 TL Kubebenpfeffer
1 TL Salz
2 frische rote Chilischoten
Etwas Ghee
½ Zitrone, davon der Saft
1 TL Balsamicoessig
3 EL Rohrzucker

1. Frische Tomaten waschen, häuten und mit den getrockneten Tomaten in Würfel schneiden.
2. Gewürze mörsern, die Chilis klein schneiden.
3. Ghee erhitzen und die Gewürze hineingeben und zum Schäumen bringen.
4. Tomaten und Chilis hinzugeben, ebenso den Zitronensaft und den Balsamicoessig.
5. Alles köcheln lassen, bis die Tomaten zerfallen. Eventuell etwas Wasser hinzugeben.
6. Rohrzucker dazugeben, abkühlen lassen und pürieren.

Das ayurvedische Abendessen

Eine Suppe am Abend zählt im Ayurveda zu den wichtigsten Ernährungsempfehlungen, besonders für den Vata-Typ. Besonders Kartoffeln und Wurzeln wirken ausgleichend und verbessern den Stoffwechsel nach einem anstrengenden Tag. Die ayurvedischen Suppen helfen dem Körper bei der Ausleitung von Säuren und Schlacken und verbessern so den Zellaufbau. Auf Knoblauch und Zwiebeln sollten wir am Abend eher verzichten, da beide blähend wirken. Asafoetida ist eine besser verdauliche Alternative.

Linsensuppe

30 Minuten 4 Portionen

- 2 Tassen rote Linsen
- 1 Tasse Reis
- 4 Kartoffeln
- 4 Karotten
- 1 TL Kurkuma
- 2 TL Paprikapulver
- 2 TL Kreuzkümmelsamen
- 4 EL Ghee
- 1 Zwiebel
- 4 Nelken
- 1 Lorbeerblatt
- 1 Biozitrone
- 3 TL Salz

1. Linsen abspülen. Kartoffeln und Karotten waschen, schälen und in kleine Stücke schneiden.
2. Kurkuma, Paprikapulver und Kreuzkümmel fein mörsern.
3. Ghee in einem großen Topf erhitzen, Gewürze hinzugeben und zum Schäumen bringen, dann die Kartoffel- und Karottenwürfel darin anrösten. Alles mit Wasser ablöschen.
4. Linsen und Reis hinzugeben. Alles gut umrühren.
5. Die geschälte ganze Zwiebel mit den Nelken spicken und mit dem Lorbeerblatt und einer dicken Zitronenscheibe in die Suppe geben. Alles so lange köcheln lassen, bis es weich-bissfest ist.
6. Zwiebel mit den Nelken, Lorbeerblatt und Zitronenscheibe herausfischen.
7. Suppe salzen und nach Bedarf pürieren.

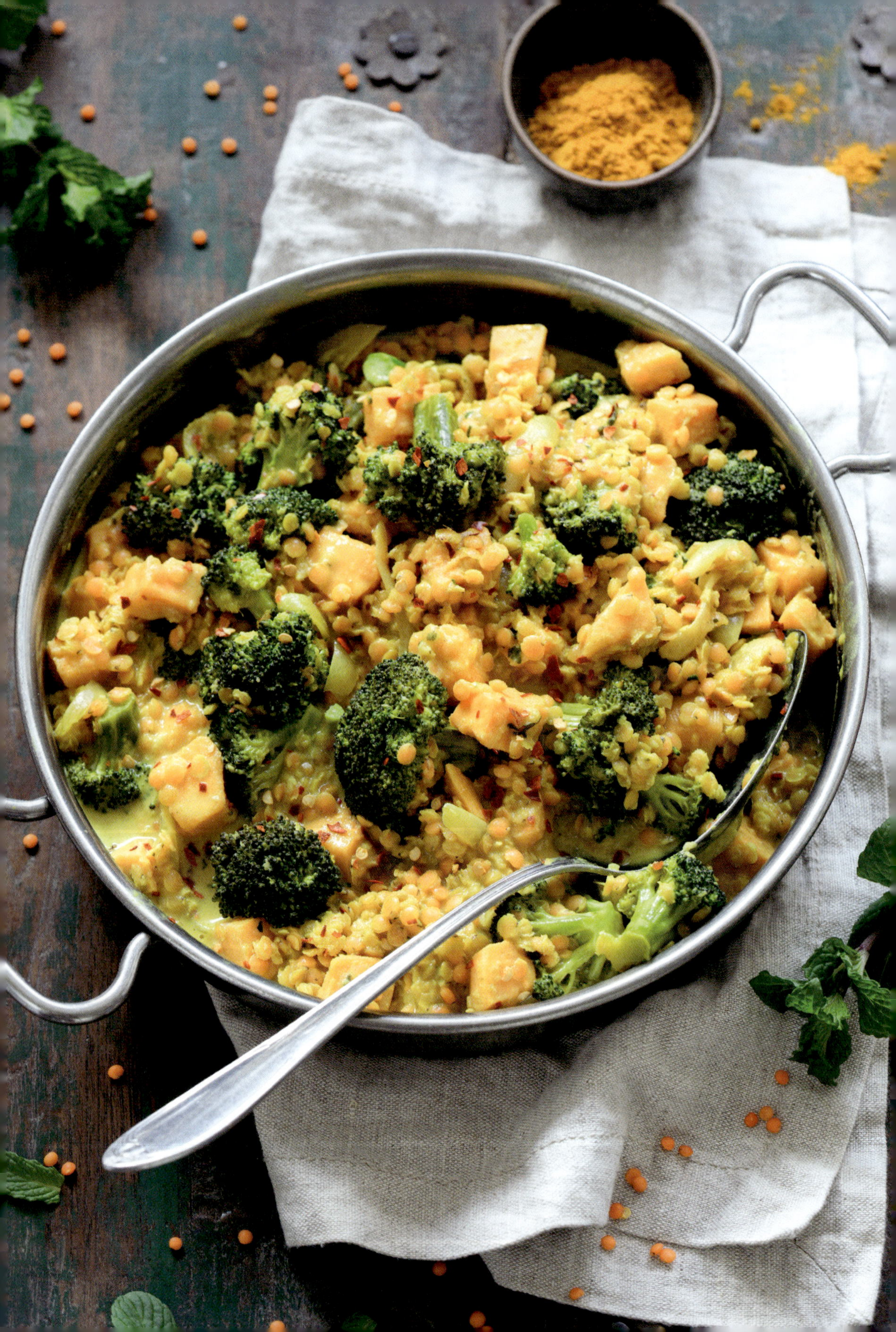

Brainfood-Bowl

30 Minuten 4 Portionen

1 Süßkartoffel
1 Zwiebel
1 Knoblauchzehe
1 Stück Kurkumawurzel
400 g Brokkoli
1 EL Kokosöl
200 g rote Linsen
1 Dose (400 ml) Kokosmilch
400 ml Gemüsebrühe
Salz
Chiliflocken
Pfeffer
1–2 TL gemahlener Kreuzkümmel
2 Stängel Minze

1 Süßkartoffel schälen und würfeln. Zwiebel und Knoblauch schälen und in feine Würfel schneiden. Kurkuma schälen und fein reiben. Brokkoli putzen, waschen und in Röschen teilen.

2 Kokosöl in einem großen Topf erhitzen, Kurkuma, Zwiebel, Knoblauch zufügen und glasig dünsten. Nun die Linsen und Süßkartoffelstücke hinzugeben und kurz anschwitzen, dann mit Kokosmilch und Brühe ablöschen. Mit Salz, Chili, Pfeffer und Kreuzkümmel würzen.

3 Zugedeckt alles ca. 5 Minuten köcheln lassen, dann den Brokkoli zufügen und weitere 5 Minuten köcheln, nochmals abschmecken.

4 Einen Teil der Minze in Streifen schneiden und untermischen.

5 Mit den übrigen Minzblättern garnieren und servieren.

Tipp

Frisches Kurkuma färbt stark. Am besten, Sie tragen beim Verarbeiten Gummihandschuhe.

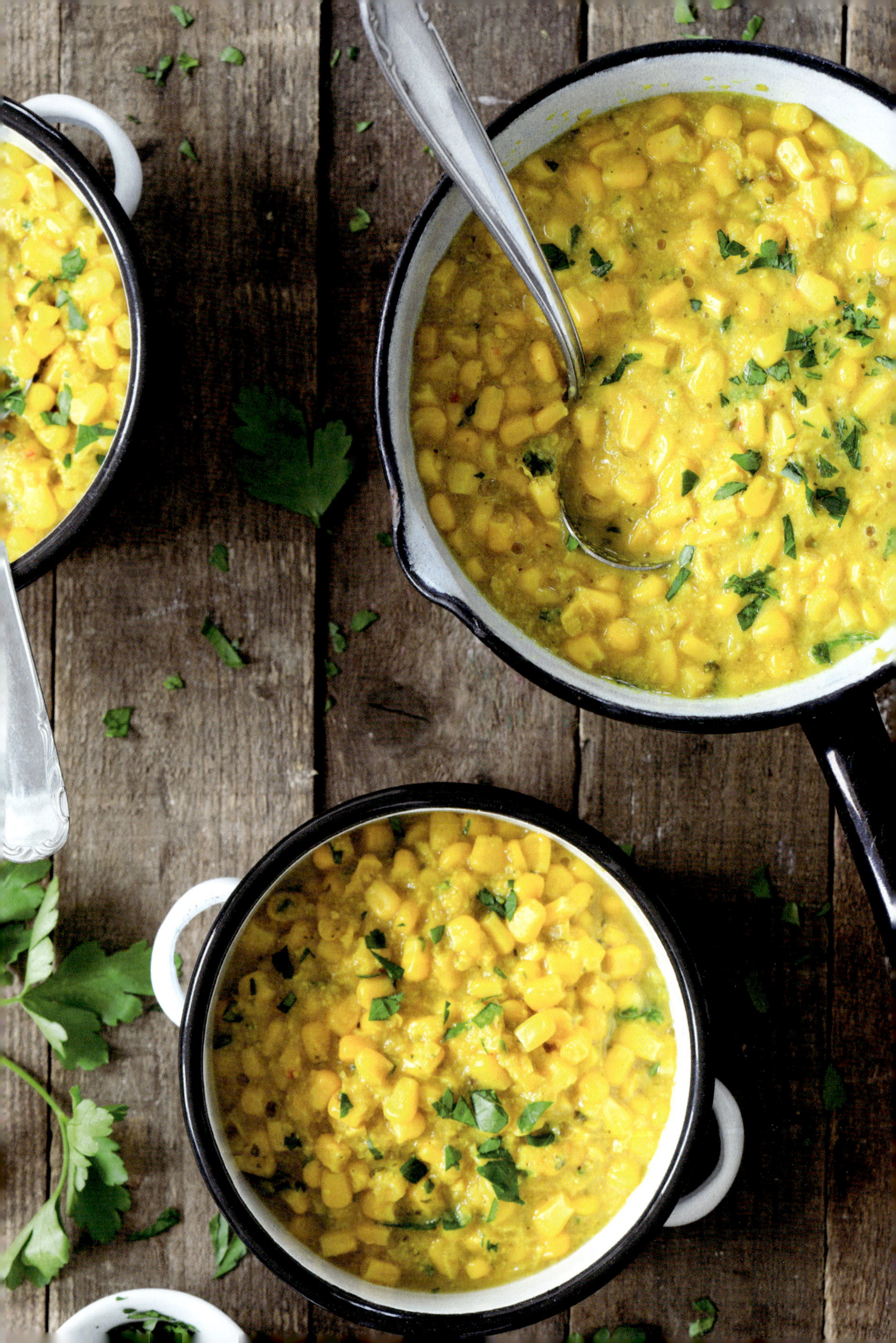

Ayurvedische Maissuppe

45 Minuten 4 Portionen

5 Nelken
1 TL Anis
1 TL Koriander
1 TL Kreuzkümmel
1 TL Kurkuma
2 frische rote Chilis
4 EL Ghee
2 Packungen Mais (lose, tiefgefroren)
3 TL Salz
2–3 Stängel Petersilie
½ TL Asafoetida
3 EL Balsamicoessig
7 EL Sahne

1 Nelken, Anis, Koriander, Kreuzkümmel und Kurkuma fein mörsern. Die Chilis ohne Kerne und weiße Häute sehr klein schneiden.
2 Ghee in einem großen Topf erhitzen und Gewürze und Chilis darin anbraten.
3 Mais dazugeben und ebenso anrösten, mit 1,5 l Wasser ablöschen, salzen und 15 Minuten köcheln lassen.
4 In der Zwischenzeit Petersilienblätter fein hacken.
5 Wenn der Mais angenehm weich (jedoch nicht matschig) ist, zwei Schöpfkellen herausnehmen und pürieren, dann wieder dazugeben.
6 Asafoetida, Essig und Sahne dazugeben und mit Petersilie bestreut servieren.

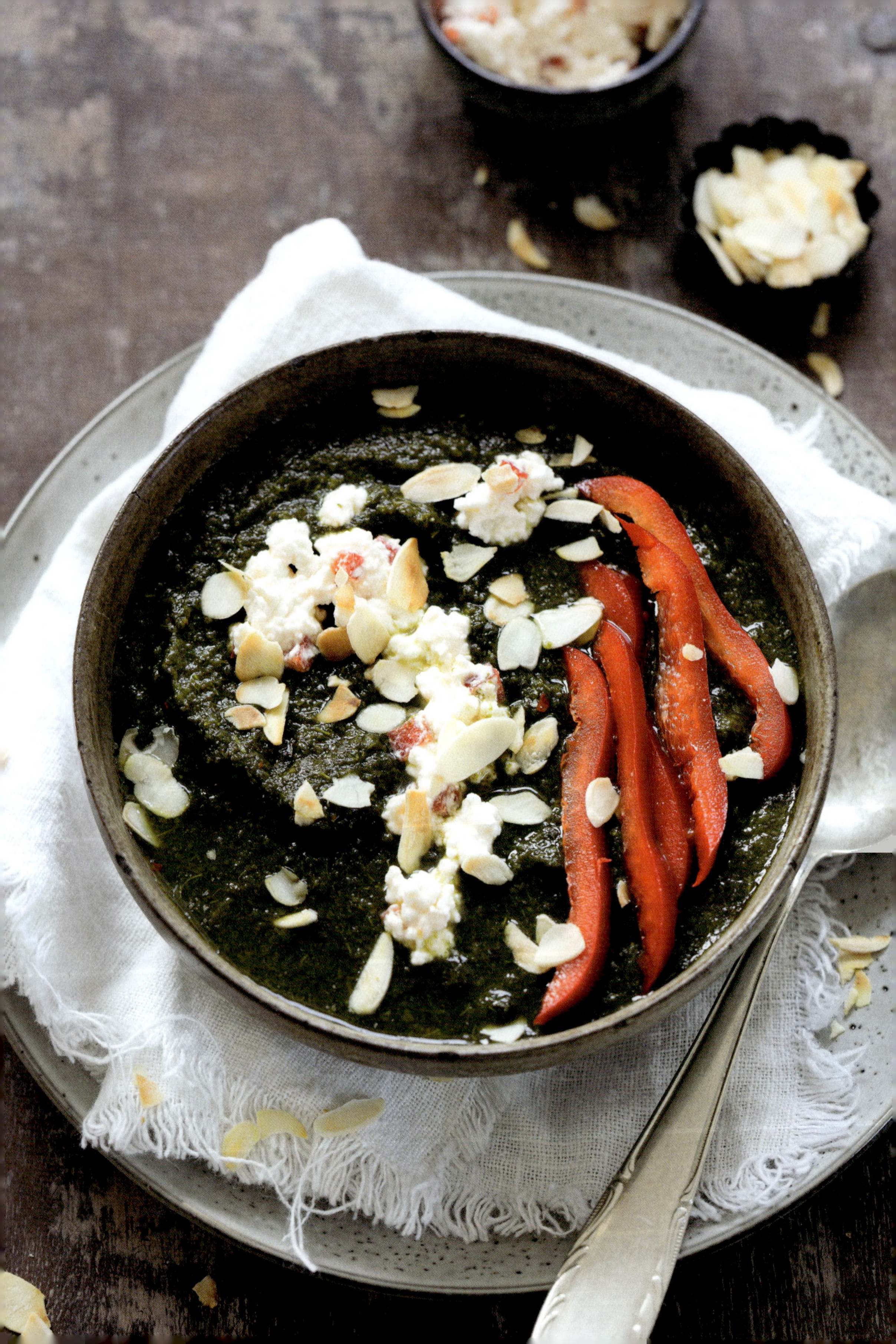

Spinatsuppe mit Schafskäse-Dip

30 Minuten 4 Portionen

2 Packungen (ca. 800 g) Blattspinat (tiefgekühlt)
1 TL Anis
2 TL Koriander
2 Knoblauchzehen
2 getrocknete Chilischoten
4 EL Ghee (alternativ Öl)
1 l Gemüsebrühe
2 TL Kurkuma
1 Biozitrone

Für den Dip:
300 g Feta-Schafskäse
1 guter Schuss Sahne
2 rote Paprika
1 Tasse Mandelplättchen
1 TL Muskat

1 Anis und Koriander mörsern, Knoblauch schälen.
2 Ghee in einem großen Topf erhitzen, die ganzen Knoblauchzehen und die ganzen Chilischoten hineingeben und anbraten, bis das Fett danach riecht, dann wieder herausnehmen.
3 Gewürze ins Fett geben, kurz aufschäumen lassen. Spinat dazugeben, zügig umrühren.
4 Mit Brühe ablöschen, Kurkuma hinzugeben und mit einer Zitronenscheibe etwa 15 Minuten köcheln lassen.
5 Suppe pürieren.
6 Für den Dip Feta zerbröseln und in einer kleinen Schüssel mit der Sahne zu einer cremigen Masse vermischen.
7 Paprikaschoten waschen, eineinhalb Paprikaschoten in sehr kleine Stücke schneiden und mit dem Feta vermengen.
8 Übrige Paprikahälfte in feine Streifen schneiden und für die Garnitur beiseite stellen.
9 Mandelplättchen in einer Pfanne ohne Fett rösten, bis sie bräunlich werden. Vorsicht: Zuerst tut sich nichts, aber dann geht es ganz schnell. Suppe mit einem Klecks Fetapaste, den Mandelplättchen und den Paprikastreifen garnieren.

Wirsing-Linsen-Eintopf

45 Minuten 4 Portionen

1 Wirsing
3 Kartoffeln
3 große Karotten
1 TL Anis
1 TL Fenchel
3 Zapfen Langpfeffer
½ TL Bockshornkleesamen
½ TL Kurkuma
2 EL Ghee
½ Tasse Reis
½ Tasse Linsen
1 Zimtstange
1 Biozitrone
2 EL Balsamicoessig
2 TL Salz
1 Messerspitze Asafoetida
1 guter Schuss Sahne

1. Wirsing waschen, vierteln, den Strunk herausschneiden und in breite Streifen schneiden. Kartoffeln und Karotten waschen, schälen und in größere Stücke schneiden.
2. Gewürze fein mörsern.
3. Ghee in einem großen Topf erhitzen, Gewürze hinzugeben und zum Schäumen bringen. Kartoffel- und Karottenstücke hinzugeben und etwas anrösten.
4. Mit 1 l Wasser ablöschen, die Zimtstange, Zitronenscheibe, die Linsen und den Reis dazugeben und ca. 15 Minuten köcheln lassen.
5. Zimtstange und Zitrone herausnehmen.
6. Wirsing und eventuell noch etwas Wasser hinzugeben und alles ungefähr noch weitere 15 Minuten köcheln lassen. Eventuell noch Wasser nachgießen oder den Topf eher von der Kochstelle nehmen, damit der Wirsing nicht zerkocht.
7. Mit Balsamicoessig, Salz, Asafoetida abschmecken und mit Sahne verfeinern.

Süßkartoffel-Sellerie-Suppe

50 Minuten 4 Portionen

300 g Süßkartoffeln
200 g Sellerieknolle
1 Karotte
1 Zwiebel
3 cm frischer Ingwer
½ Zitrone
½ Orange
1 EL Koriandersamen
1 TL Senfsamen
½ TL Salbeiblätter, gerebelt
3 Messerspitzen Chilipulver
1 TL Asafoetida
2 Messerspitzen gemahlener schwarzer Pfeffer
2 EL Ghee
2 TL Meersalz
200 g Crème fraîche
1 EL Kürbiskernöl
¼ Bund Petersilie, gehackt

1. Süßkartoffeln, Sellerie und Karotte waschen, schälen und in kleine Stücke schneiden. Zwiebel und Ingwer ebenfalls schälen und in kleine Stücke schneiden.
2. Die Zitrone und die Orange auspressen.
3. Gewürze mörsern.
4. Ghee in einem großen Topf erhitzen, Gewürze hineingeben und aufschäumen lassen. Zwiebel dazugeben und mit den Gewürzen rösten.
5. Gemüse und Ingwer dazugeben, 800 ml Wasser, Orangen- und Zitronensaft dazugießen.
6. Suppe zugedeckt etwa 30 Minuten köcheln lassen, mit Salz abschmecken.
7. Wenn das Gemüse weich ist, den Topf von der Herdplatte nehmen, Crème fraîche dazugeben und pürieren.
8. Kürbiskernöl dazugeben und mit der gehackten Petersilie bestreut servieren.

Tipp

Zu dieser Suppe passen sehr gut Kürbiskerne und Croutons.

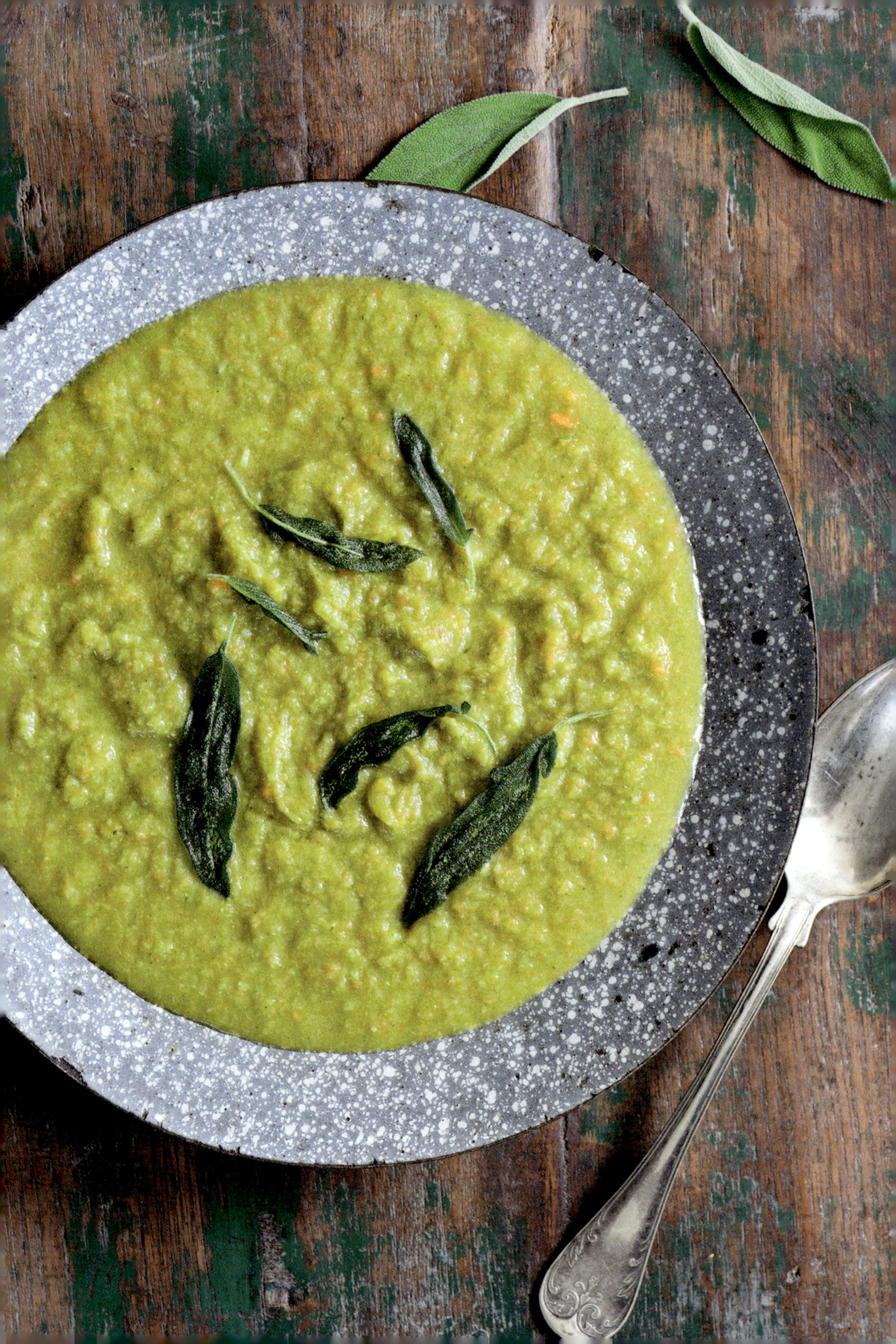

Brokkoli-Lauch-Suppe

40 Minuten 4 Portionen

1 Stange Lauch
1 mittelgroßer Brokkoli
2 mittelgroße Karotten
2 EL Ghee
Etwas Salz
½ TL Asafoetida
4 EL ganze getrocknete Salbeiblätter

1 Gemüse waschen, vom Brokkoli den Strunk entfernen und alles in grobe Stücke schneiden.
2 Ghee in einem großen Topf erhitzen und zuerst den Lauch und etwas Salz hineingeben, nach und nach das restliche Gemüse hinzufügen und für wenige Minuten anbraten.
3 Gemüse mit Wasser ablöschen und etwa 20 Minuten köcheln lassen, eventuell Wasser nachgießen.
4 Asafoetida hinzugeben und Suppe pürieren.
5 In einer kleinen Pfanne 1 TL Ghee erhitzen, Salbeiblätter hinzugeben und anbraten, bis sie knusprig sind.
6 Die Suppe mit den knusprigen Salbeiblättern servieren.

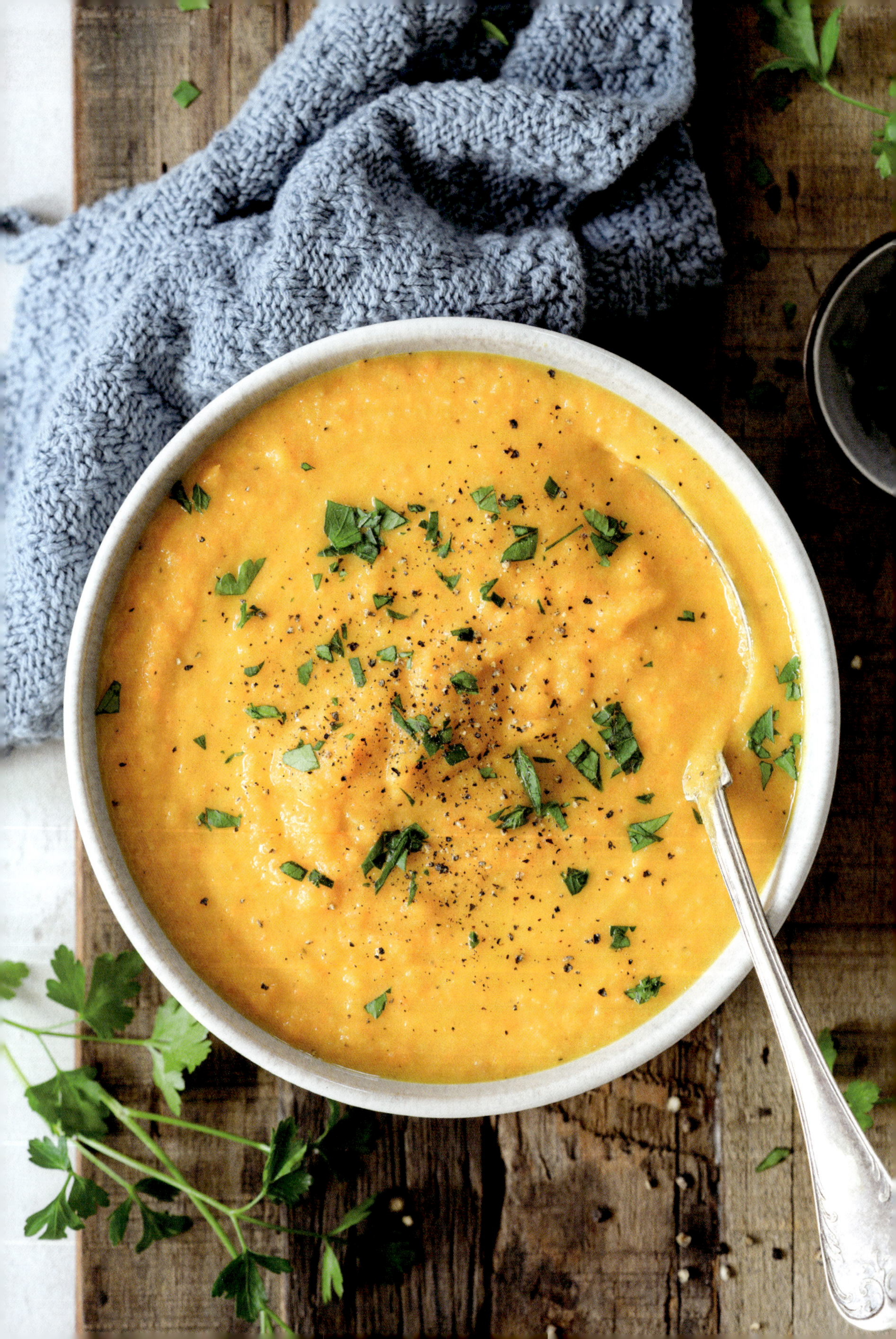

Möhren-Kokos-Suppe

30 Minuten | 4 Portionen

500 g Möhren
¼ Sellerieknolle
1 Kartoffel
1 kleine Stange Lauch
1 Apfel
1 Stängel Zitronengras
2 EL Ghee
1 TL klassische Currymischung
1 Dose (400 ml) Kokosmilch
½ TL Salz
¼ TL Pfeffer
Frische Petersilie oder Koriandergrün

1 Gemüse waschen, Möhren, Sellerie und Kartoffeln schälen, Lauch putzen und alles in kleine Stücke schneiden. Apfel waschen, schälen, entkernen und in kleine Stücke schneiden. Zitronengras längs vierteln und jedes Viertel verknoten.
2 Ghee in einem großen Topf erhitzen und Lauch darin andünsten, Currypulver einrühren, Zitronengras einlegen und restliches Gemüse dazugeben. Alles zusammen einige Minuten andünsten.
3 Mit der Kokosmilch und ca. 300 ml Wasser ablöschen und etwa 20 Minuten köcheln lassen.
4 Das Zitronengras herausnehmen und die Suppe pürieren, wenn man das mag, sonst so stückig lassen.
5 Mit Salz und Pfeffer würzen und mit Koriandergrün oder Petersilie garnieren.

Tipp

Eine gute Konsistenz erreichen Sie, wenn Sie die Suppe nur teilweise pürieren.

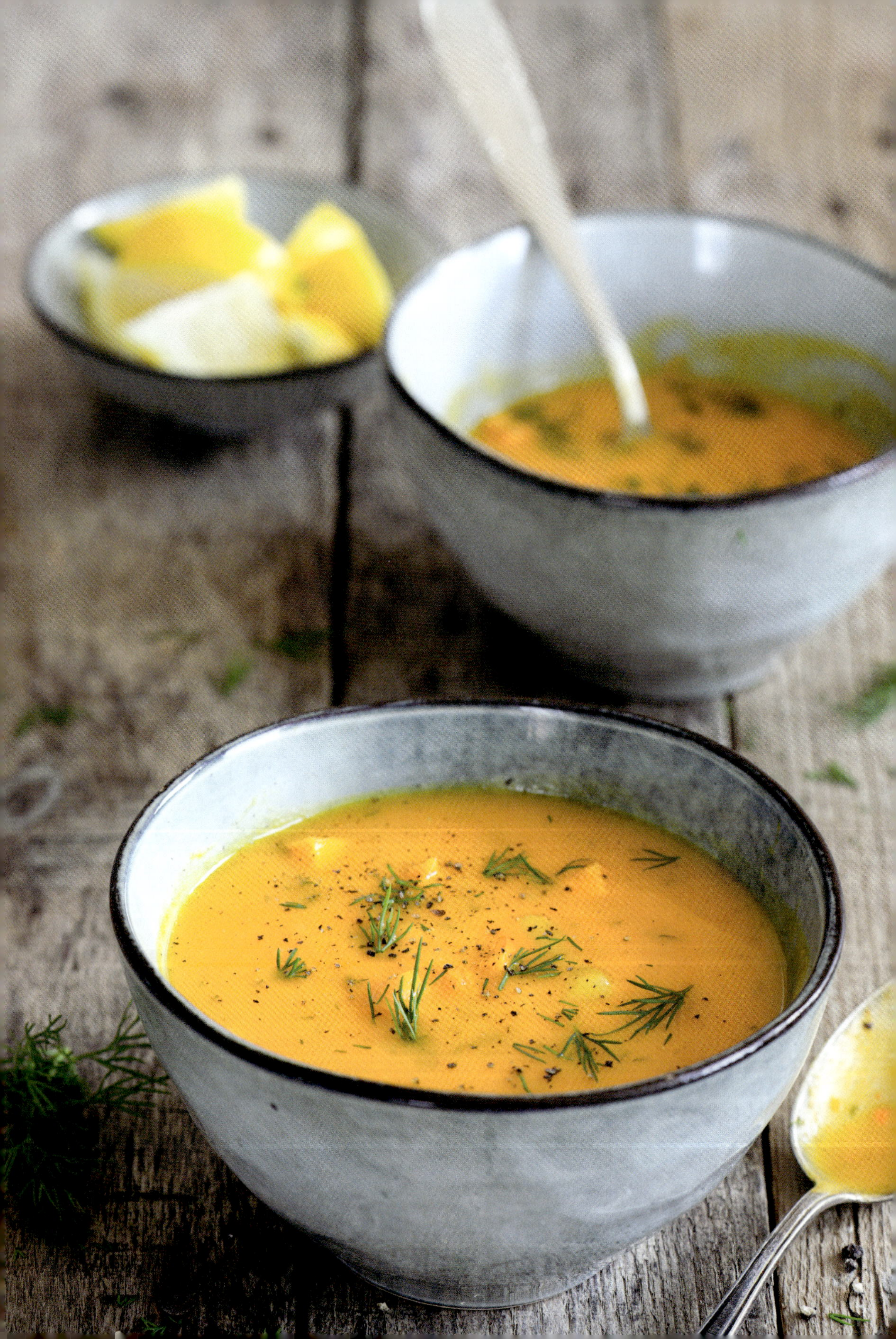

Kürbissuppe

30 Minuten 4 Portionen

1 großer Butternusskürbis
4 mittelgroße Kartoffeln
4 EL Ghee
1 TL Muskatnuss, gerieben
2 TL Salz
½ TL gemahlener schwarzer Pfeffer
4 EL Dill, gehackt
2 EL Zitronensaft

1 Kürbis schälen, entkernen und in Stücke schneiden. Kartoffeln waschen, schälen und in Würfel schneiden.

2 Ghee in einem großen Topf erhitzen, Kürbis und Kartoffeln hinzugeben und anrösten. Mit 500 ml Wasser ablöschen, Muskatnuss, Salz und Pfeffer hinzugeben und köcheln lassen, bis das Gemüse weich ist. Das dauert je nach Größe der Stücke ca. 10–15 Minuten.

3 Suppe mit einem Pürierstab pürieren, gerne einige Stücke größer lassen.

4 Dill und Zitronensaft unterrühren, nochmals abschmecken und servieren.

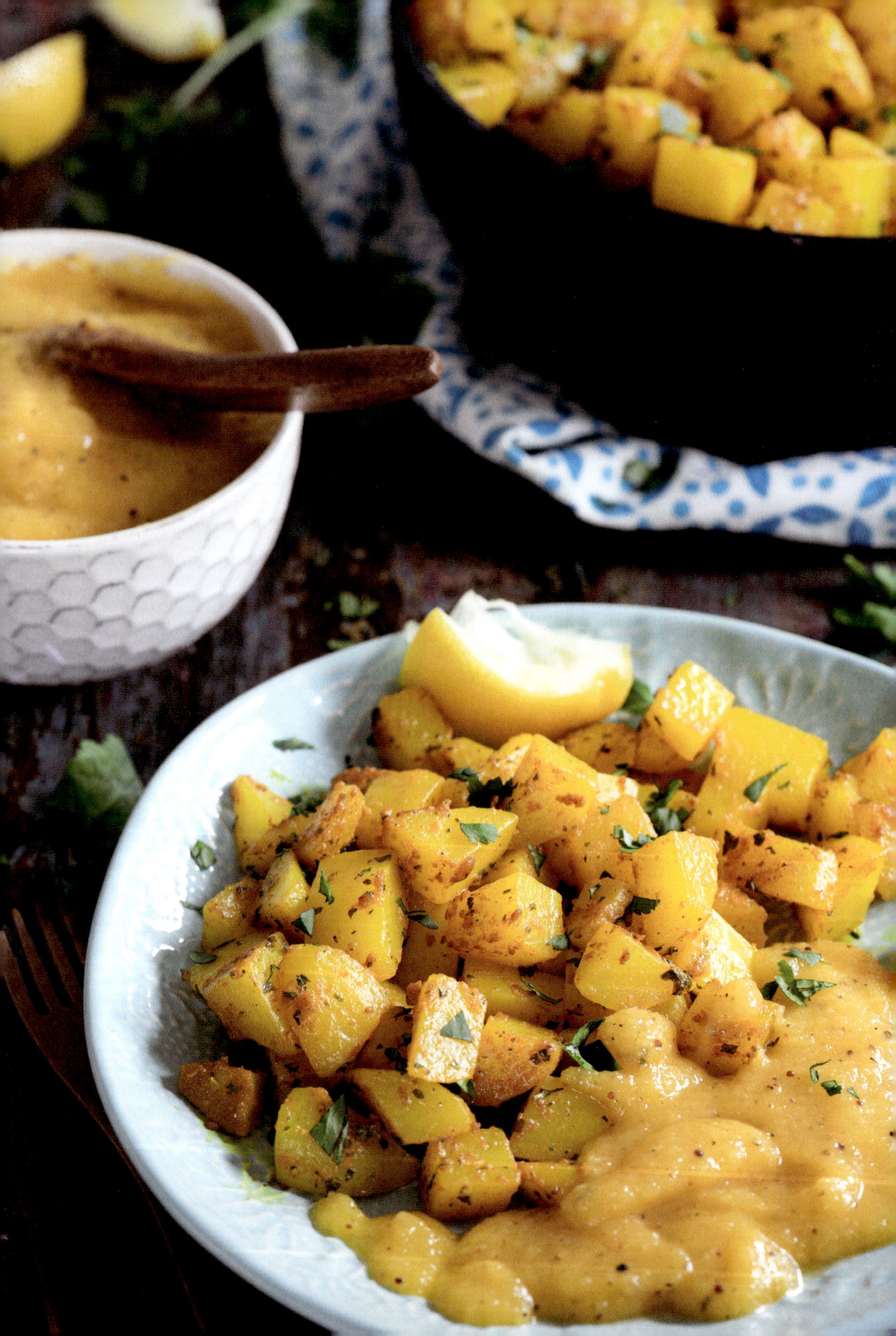

Methi-Kartoffeln mit Mango-Chutney

40 Minuten   4 Portionen

12 mittelgroße Kartoffeln
4 EL Ghee
2 TL gemahlener Kurkuma
2 TL Salz
1 Prise Cayennepfeffer
4 EL Zitronensaft
8 EL getrocknete Bockshornkleeblätter (Methi) oder alternativ Korianderblätter
Frischer Koriander, gehackt

Für das Chutney:
1 reife Mango
1 Prise Cayennepfeffer
½ TL Salz
4 TL Zitronensaft
2 TL Agavensirup
2 TL Ghee
1 TL schwarze Senfkörner

1. Für das Chutney Mango schälen, entkernen und in kleine Stücke schneiden. Cayennepfeffer, Salz, Zitronensaft, Agavensirup und etwas Wasser zur Mango dazugeben und in einem Mixer pürieren.
2. Ghee in einer kleinen Pfanne erhitzen, Senfkörner dazugeben und anbraten, bis sie zu springen beginnen, dann die Pfanne von der Kochstelle nehmen. Das Mangopüree zufügen und beiseitestellen.
3. Für die Methi-Kartoffeln getrocknete Bockshornkleeblätter in etwas Wasser einweichen.
4. Kartoffeln waschen, schälen und in Würfel schneiden.
5. Ghee in einem großen Topf erhitzen, Kartoffeln zusammen mit Kurkuma, Salz und Cayennepfeffer anbraten.
6. Eingeweichte Bockshornkleeblätter und etwas von dem Wasser dazugeben und alles zusammen bei schwacher Hitze etwa 20 Minuten köcheln.
7. Wenn die Kartoffeln gar sind, den Topf vom Herd nehmen, frischen Koriander hinzugeben, mit etwas Zitronensaft beträufeln und mit dem Mango-Chutney servieren.

So wird Ihr Erfolg nachhaltig

Nach jeder Kur und jedem Programm bleibt der Erfolg nur so lange stabil, wie Sie es schaffen, Teile davon in Ihren Alltag zu übernehmen. Suchen Sie sich nach der Detox-Phase zwei bis drei Dinge aus, die Sie dauerhaft in Ihren Alltag integrieren möchten. Auf diese Weise geben Sie Ihrem Körper automatisch mehr Zeit für Regeneration. Chronische Erkrankungen – eben auch die Parodontitis – entstehen nicht durch ein Zuviel an Bakterien, sondern durch ein Zuwenig an Gegenmaßnahmen, die der Körper zur Verfügung hat. Unsere Ernährung ist meist inflammatorisch, das heißt, sie führt zu Reizungen und Entzündungen im Gewebe. Mit unserer Nahrung können wir entscheidenden Einfluss auf unsere Immunantwort nehmen.

Wenn Sie sich auch in Zukunft ayurvedisch ernähren möchten – wunderbar. Sie können die Rezepte als Grundlage verwenden und immer weiter variieren.

Auf Ihrem Teller sollte die Aufteilung folgendermaßen aussehen:

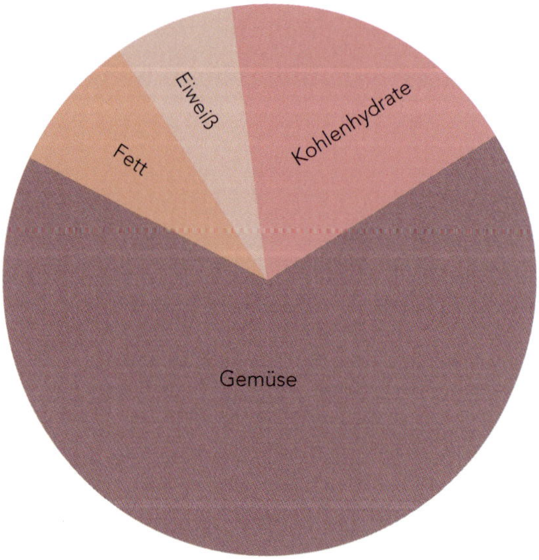

Das perfekte Ayurveda-Menü

Denken Sie daran: Es kommt auf ein gesundes Gleichgewicht aller Doshas – aller Lebensenergien – an. Aber machen Sie sich keinen Stress. 80 Prozent Ayurveda reichen aus. Der Genuss darf nicht verloren gehen. Sie haben nun gelernt, dass das Immunsystem nicht nur aus den Nährstoffen, die auf dem Teller liegen, gebildet wird, sondern aus allem, was wir in uns hineinlassen – also auch aus den Gedanken und Gefühlen, denen wir Raum geben.

Bei der Parodontitis kommt es auch nicht nur darauf an, alle Ablagerungen und Bakterien am Zahn zu eliminieren. Das ist eine wichtige Aufgabe. Nur ist es damit nicht getan. Gesundheit ist eine komplexe Angelegenheit und ihr Erhalt beschäftigt uns unser Leben lang. Es ist unsere immerwährende Aufgabe, auf uns achtzugeben.

Hören Sie in Zukunft mehr auf Ihren Körper und seine Signale. Betrachten Sie eine Blutung oder Schwellung am Zahnfleisch in Zukunft als eine Botschaft Ihres Körpers, ein Signal, welches besagt: Es stimmt etwas nicht. Schau bitte genau hin. Durch das Programm hat sich Vieles in und an Ihrem Körper verändert. Sie können nun an den Zähnen und am Zahnfleisch einige Veränderungen wahrnehmen. Nehmen Sie sich bitte die Tabelle auf Seite 114 noch einmal vor, schauen sich Ihre Zähne, die Zunge und das Zahnfleisch genau an und gehen die Tabelle Zeile für Zeile durch. Nun können Sie die beiden letzten Spalten ausfüllen. Was hat sich verändert? Sollte es Auffälligkeiten geben, die immer noch bestehen, besprechen Sie das gerne mit Ihrem Zahnarzt.

Sie haben nun gelernt, worauf es ankommt, und können dieses Programm selbstverständlich immer wieder durchführen.

Sie wünschen sich noch mehr Unterstützung? Sehr gerne. Ich biete zu diesem Buch ein Onlineprogramm an. Darin erfahren Sie noch mehr zu Ayurveda und seiner Küche. Zusätzlich werden alle Rezepte in ihrer Zubereitung gezeigt. Schauen Sie einfach rein unter www.muskana-akademie.de/Muskana-Ritual-Home. Sie sind sehr herzlich eingeladen! Als Leserinnen und Leser dieses Buches erhalten Sie einen Rabatt von 10 Prozent. Verwenden Sie zur Einlösung den Code »Buch10«.

Ich freue mich darauf, Sie persönlich kennenzulernen.

Ihre Dr. Annette Jasper

Danksagung

Dieses Buch wäre nie entstanden, wenn ich nicht die Unterstützung vieler Menschen erhalten hätte. Ihnen allen möchte ich hiermit danken. Ich danke dem riva Verlag, vertreten durch Frau Susanne Beinvogl, dafür, dass sie zum wiederholten Mal an mich glauben und mir dabei behilflich sind, die wertvollen Inhalte in die Welt zu bringen. Ich danke Susanne Beinvogl und Stephanie Kaiser-Dauer für die Unterstützung im Lektorat und die Geduld, alle Details immer wieder durchzugehen. Danke der Fotografin Stephanie Just für die wundervollen Fotos der Gerichte. Ich bin überglücklich, dass sie diese Gerichte so gut in Szene gesetzt hat. Mein Dank gilt meinen Mitarbeitern, die mich bei allem Neuen, was ich in die Praxis bringe, unterstützen. Sie sind immer bereit, weiter zu lernen, und stärken mir den Rücken. An dieser Stelle möchte ich meine Praxismanagerin Mandy Wasner besonders erwähnen. Unendlichen Dank für die vielen Mutmach-Gespräche, die mich gestärkt, und die Arbeitsstunden, die mir den Rücken freigehalten haben.

Vielen Dank an meine Patienten, die mir die Gelegenheit geben, neue Erfahrungen zu sammeln. Durch ihr Feedback bin ich in der Lage, Behandlungsmethoden immer weiter auszubauen und zu verbessern. Ihr Vertrauen in mich und die Bereitschaft, gesund zu werden und gesund zu leben, motivieren mich.

Ferner möchte ich der Europäischen Ayurveda-Akademie, vertreten durch Kerstin und Marc Rosenberg, meinen tiefen Respekt und einen großen Dank aussprechen. Ihre Liebe zum Ayurveda hat mich entzündet. Das Studium an Ihrer Akademie ist ein Jungbrunnen für den Geist und die Seele. Ihnen und ihren Dozenten habe ich sehr viel Wissen zum Ayurveda zu verdanken. Besonders danken möchte ich Kerstin Rosenberg für das wundervolle Vorwort. Sie ist mir ein großes Vorbild und es ist mir eine Ehre, dass sie sich dafür die Zeit genommen hat.

Dann gibt es da noch eine ganz besondere Gruppe von Menschen, die mir besonders nahesteht. Das ist meine Familie. Mein Mann und meine beiden Kinder stärken mir stets den Rücken. Ich danke für ihr Verständnis, dass ich doch so manche Tage einfach keine Zeit für den Haushalt hatte, und ihre Selbstständigkeit, es einfach allein zu wuppen. Ihr seid die besten Kinder, die ich mir vorstellen kann. Mein allergrößter Dank gilt meinem Mann Sören. Sein Glaube an mich trägt mich durch manchen Tiefpunkt. Er ist immer für mich da, ermutigt mich dabei, meine Projekte zu realisieren, und versorgt die ganze Familie mit fantastischen ayurvedischen Mahlzeiten. Er ist der Koch der Familie und somit für die Rezepte in diesem Buch verantwortlich. Ich kenne keinen Menschen, der mit einer solchen Leidenschaft und Liebe kocht. Das Sprichwort »Liebe geht durch den Magen« könnte von ihm stammen. Ich bin stolz auf ihn und überglücklich, ihn für dieses Buchprojekt gewonnen zu haben. Danke, lieber Sören, für all die leckeren Speisen, die der Leser in diesem Buch findet und wir täglich genießen dürfen.

Zuletzt gilt mein Dank Ihnen als Leser, der dieses Buch nun in den Händen hält. Ich weiß es sehr zu schätzen und bin sehr dankbar dafür, dass ich Sie ein Stück weit begleiten darf auf Ihrem Weg in die Gesundheit für Körper, Geist und Seele.

Über die Autorin

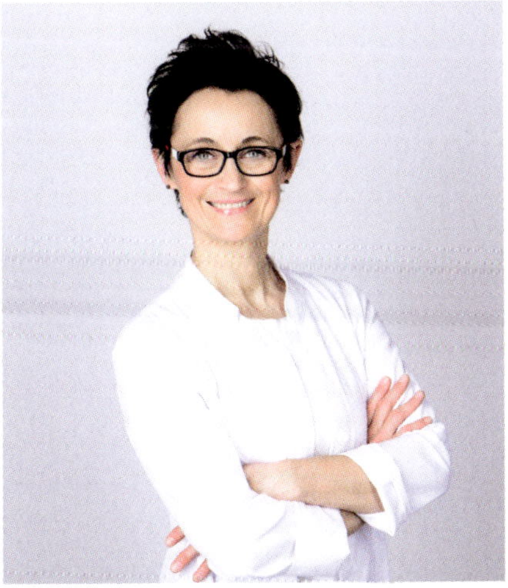

Die Zahnärztin Dr. Annette Jasper ist seit über 20 Jahren in ihrer Praxis für ganzheitliche metallfreie Zahnheilkunde in München tätig. Ihre Spezialgebiete sind die Implantologie und die Behandlung der craniomandibulären Dysfunktion (CMD). Sie beschäftigt sich insbesondere mit der Auswirkung von Zahnerkrankungen auf den Organismus. Zu ihren Patienten gehören auch viele Spitzensportler.

Weiterführende Literatur

Axt-Gadermann, M.: *Schlau mit Darm*, Heyne, 2019.

Chutkan, R.: *Das Mikrobiom – Heilung für den Darm*, Narayana, 2017.

Nagel, R.: *Karies heilen*, Golden Child Publishing, 2012.

Riedl, M.: *Artgerechte Ernährung*, Gräfe und Unzer, 2019.

Rosenberg, K.: *Die Ayurveda-Ernährung*, Südwest, 2018

Scharfenberg, J.: *Ayurveda for Life*, Südwest, 2019.

Storr, M., Karpe, S.: *Gesunde Darmflora*,Trias, 2019.

Wirth, B.: *Ayurveda-Küche für jeden Tag*, Trias, 2018.

Zschocke, A.-K.: *Darmbakterien als Schlüssel zur Gesundheit*, Knaur, 2019.

Stichwortverzeichnis

Y

Z

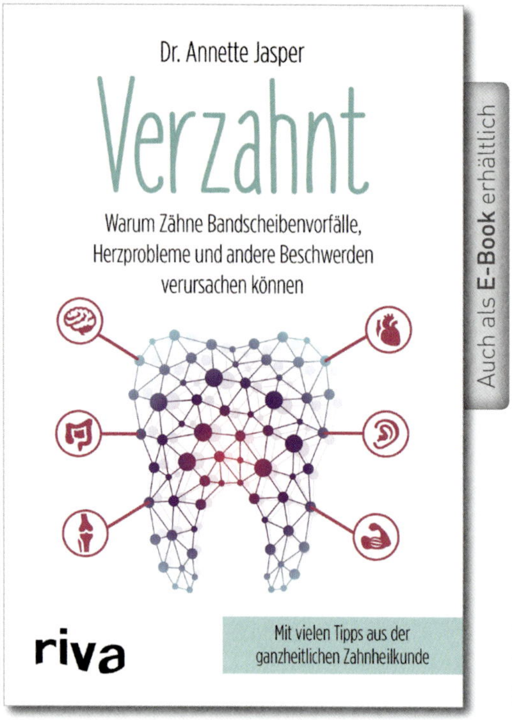

192 Seiten
19,99 € (D) | 20,60 € (A)
ISBN 978-3-7423-0711-8

Dr. Annette Jasper

Verzahnt

Warum Zähne Bandscheibenvorfälle, Herzprobleme und andere Beschwerden verursachen können

Migräne, Herzrhythmusstörungen, Darmprobleme, Schwindel, Tinnitus, Leistenschmerzen oder Schlaflosigkeit – Zahnerkrankungen können der Auslöser verschiedenster Beschwerden sein, ohne dass sich der Betroffene oder auch Ärzte darüber im Klaren sind. Oft haben Patienten eine jahrelange Odyssee von Arzt zu Arzt hinter sich, bis endlich die Ursache für ihre Krankheit erkannt wird. Die ganzheitliche Zahnärztin Dr. Annette Jasper beschäftigt sich seit über 20 Jahren mit den Auswirkungen von Zahnerkrankungen auf den gesamten Organismus. In diesem Buch deckt sie die erstaunlichen Zusammenhänge und ihre Folgen – von körperlichen bis psychischen Leiden – auf. Untermauert durch spannende Patientengeschichten zeigt sie, wie Zähne und Organe verbunden sind, warum gesunde Zähne essenziell für Ihr Wohlbefinden sind und wie Sie mit der richtigen Pflege Krankheiten vorbeugen können.

riva